HYGIÈNE
CONJUGALE

GUIDE DES GENS MARIÉS

PAR

LE Dr E. CLÉMENT

de la Faculté de médecine de Paris

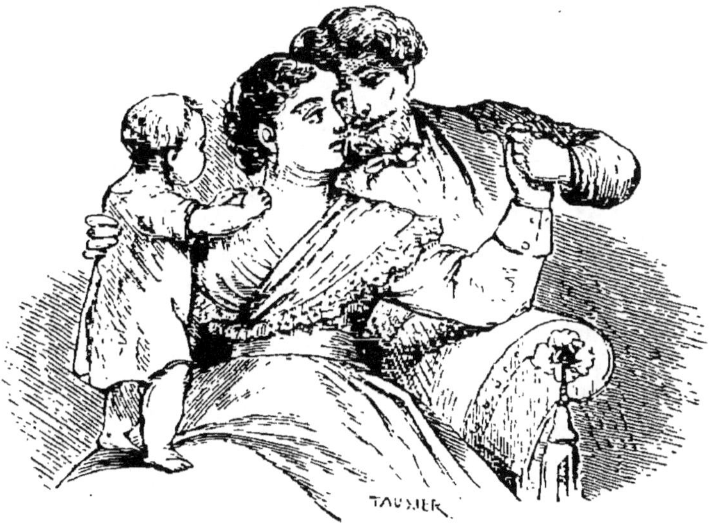

PARIS

LIBRAIRIE DE JULES TARIDE

2, RUE DE MARENGO, 2

GUIDE

DES GENS MARIÉS

PARIS. — IMP. SIMON RAÇON ET COMP., RUE D'ERFURTH, 1.

GUIDE

DES

GENS MARIÉS

PAR

LE Dr E. CLÉMENT

DE LA FACULTÉ DE MÉDECINE DE PARIS

DEUXIÈME ÉDITION

PRIX : 1 FRANC

PARIS

LIBRAIRIE DE JULES TARIDE

2, RUE DE MARENGO, 2

1873

PRÉFACE DE L'ÉDITEUR

Quand nous avons publié dernièrement le *Guide pour se marier*, nous pensions répondre à un besoin légitime, et nous ne nous trompions pas, car le succès a dépassé nos espérances. Aussi avons-nous eu l'idée de compléter ce volume par un *Hygiène du mariage* qu'a composée un médecin dont la notoriété sera une garantie pour les jeunes époux ; ils y puiseront des conseils hygiéniques, tant sous le rapport moral que sous celui de la santé et de la procréation.

Le bonheur dans le mariage tient quelquefois à peu de chose : c'est pourquoi l'auteur s'est appliqué à faire comprendre, même à ceux dont la fortune a été contraire, que le mariage est une association naturelle qui, basée sur l'amitié, ne peut manquer de réussir dans ses entreprises.

GUIDE

DES

GENS MARIÉS

CHAPITRE PREMIER

CE QUE LES FUTURS ÉPOUX DOIVENT SAVOIR LA VEILLE DE LEUR MARIAGE

Dans ce chapitre, le lecteur n'attend pas de nous sans doute que nous conseillions aux deux époux d'apprendre spécialement en quoi diffère la constitution physique de chacun d'eux, non plus que les différentes manières de s'y prendre pour accomplir l'acte générateur. Il ne peut s'agir ici que de choses d'un tout autre ordre, d'un ordre moral, pour ainsi dire. La future épouse devra être ren-

seignée sur ce qu'elle a besoin de savoir, par sa mère,
ou, à son défaut, par les parentes ou amies qui lui en
tiennent lieu ; ce sera à elles de l'instruire, suivant
qu'elles le jugeront convenable, tout en tenant compte de
son âge, de son tempérament, de ses relations jusqu'a-
lors, etc., etc. Tout ce que nous pouvons dire, c'est que,
autant la jeune fille devra montrer d'obéissance, de doci-
lité, lors de la première nuit nuptiale, autant le jeune
homme, de son côté, devra respecter, s'il y a lieu, les
dispositions de celle qui est devenue sa femme, et
n'accomplir l'acte conjugal qu'avec modération, sans y
mettre cette brutalité qu'y apporte parfois l'homme fougueux dans ses désirs ; car, alors, il ne s'agit pas seulement de la femme qui peut être blessée plus ou moins
gravement, mais il y va aussi du bonheur à venir : l'im-
pression de ce moment survit aux années de ménage, et
si la femme ne pardonne pas à son mari de la traiter
jamais brutalement, c'est surtout en cette occasion qu'elle
se montrera plus susceptible, plus justement frois-
sée.

De tout temps, le rôle de la femme a été de préparer
la jeune fille sur le point de contracter mariage, à la
réception du mari dans la couche nuptiale. A Rome, les
matrones étaient chargées de ce soin ; chez nous il en
est encore ainsi de nos jours, et les femmes de quelques
endroits élargissent même le cercle de leurs attributions.

Ceci mérite explication.

« Dans la classe ignorante de quelques peuples, dit

M. Debay[1], l'effusion du sang, anciennement, était regardée comme la preuve convaincante de la virginité.

Les Israélites, le fait est rapporté dans le Deutéronome, exposaient en public, le lendemain des noces, les preuves marquantes de leur triomphe conjugal.

Les Arabes, dans certaines contrées, ont encore cette coutume ; mais ils basent leur croyance et l'honneur de la femme sur des preuves fort contestables dans bien des cas ; car nous sommes trop au courant des petites supercheries féminines pour ne pas savoir que l'on remédie partout à beaucoup de choses, avec un peu de soin ou d'adresse.

On peut donc, à la rigueur, ne pas dévoiler certains accidents de jeunesse si les preuves dont nous avons parlé suffisent aux yeux de l'époux pour ne lui laisser aucun doute sur la sagesse de sa compagne.

Au surplus, nous pensons que les expédients frauduleux ne sont pas toujours nécessaires, attendu que certains hommes ont été avantagés de telle façon par la nature, qu'ils provoquent aisément l'émission sanguine qui aurait pu ne pas se produire avec tout autre moins bien partagé.

Mais ces preuves sanglantes ne sont qu'un préjugé qui fait souvent le malheur d'un grand nombre d'unions ; car, poursuit M. Debay, « s'il arrive qu'une femme vierge, bien portante, à chairs fermes, à bassin étroit, soit

---

[1] *Hygiène et philosophie du mariage.*

déchirée et ensanglantée par un homme doué d'un organe viril très-développé, il arrive aussi, et peut-être plus fréquemment, surtout dans les grandes villes, qu'une jeune femme, authentiquement vierge, mais faible, délicate ou affligée de flueurs blanches, mariée à un homme ayant un pénis mince et petit, n'éprouve ni déchirure ni écoulement de sang. Les jeunes filles qui se livrent à des attouchements solitaires ont également les parties élargies, quoique vierges de contact d'homme, et perdent leur virginité sans fournir le signe sanglant. Enfin, Parent-Duchâtelet a prouvé d'une manière irrécusable que beaucoup de prostituées, après avoir quitté leur honteux commerce, et s'être mariées, ont donné le signe sanglant, tandis que de jeunes filles, livrées à la prostitution avant l'âge de puberté, ont perdu leur virginité sans effusion de sang. »

Au moyen âge, où les mœurs étaient différentes, et laissaient chez quelques peuples une latitude énorme dans la fréquentation des deux amants, le rôle de la mère était considérablement amoindri au point de vue que nous appellerons *physique*. A ce sujet, qu'on nous permette d'emprunter au docteur Mayer les lignes suivantes où il rapporte des observations curieuses de Schubert, de Reich, de Fischer, observations qui servent à caractériser parfaitement cette époque.

« Suivant Schubert, la coutume dans le nord de la Suède est celle-ci : à certains jours de la semaine, le jeune homme, d'accord déjà avec les parents, rend une visite nocturne à la jeune fille , mais il doit venir sans être aperçu de personne et s'éloigner de même. Les deux jeunes gens peuvent se serrer les mains, mais non s'embrasser ; ce n'est souvent qu'après plusieurs années de visites semblables, que le mariage vient enfin à se conclure ; cependant, ajoute Burdach, qui cite ces particularités, « le caractère sérieux de l'homme du Nord, et la honte attachée au libertinage, rendent les enfants illégitimes infiniment plus rares qu'ils ne le sont dans d'autres contrées ; le jeune homme qui s'enivre et la fille qui fait un faux pas, perdent le droit de la visite nocturne. »

« Nous trouvons dans un livre tout récemment publié par le docteur Reich, un chapitre curieux relatif aux *Nuits probatoires* dont l'origine se perd dans la première moitié du moyen âge. Le médecin allemand voit dans cet usage une chose parfaitement juste, car de même qu'on n'achète pas un livre dans un sac, on ne prend pas une femme dans un sac. Chez les paysans, où l'instinct n'a rien perdu de sa fraîcheur, on pourrait voir se conserver des coutumes qui ont leur source dans la nature, et qui ne paraissent immorales qu'à celui chez lequel une culture raffinée a troublé l'intelligence des choses de la nature. On se tromperait étrangement, dit Fischer, qui a écrit en 1780 un livre sur cette coutume, — si on croyait que les filles y perdent leur pudeur... Ces nuits probatoires durent jusqu'à ce que les deux parties aient pu acquérir la certitude de leur aptitude génitale, ou jusqu'à ce que la femme soit devenue enceinte ; alors seulement ont lieu les démarches pour le mariage, qui se célèbre peu après... Il arrivait fort rarement qu'une fille fût abandonnée par celui qui l'avait rendue mère. Il se serait attiré la haine et le mépris de tout le village. Mais souvent après une seule nuit, les deux jeunes gens se séparaient pour ne plus se revoir. L'ancienneté de cette coutume est prouvée par les capitulaires de Charlemagne et de Louis le Pieux. »

« Nous avons entendu souvent raconter qu'un usage analogue existait encore dans certaines localités de la Franche-Comté, voisines de la Suisse [1]. »

[1] Mayer, *Rapports conjugaux*, p. 138 et suiv.

CHAPITRE II

MOYENS DE SE FAIRE AIMER

Nous ne parlerons dans ce chapitre que des moyens de
se faire aimer après le mariage, et nous ne donnerons
que des conseils généraux utiles à l'un et à l'autre
époux : il serait impossible, en effet, d'indiquer des
moyens particuliers dans tel ou tel cas spécial, suivant
tel ou tel tempérament distinct ; un volume ne suffirait
pas pour un tel travail.

La femme, dans l'acte vénérien, éprouve un plaisir
moins vif que l'homme, mais il est de plus longue durée
l'homme, chez qui le fait contraire se produit, aime à
voir son bonheur partagé, et il semble que la somme de
ses jouissances vénériennes s'augmente quand l'ivresse
du plaisir saisit la femme en même temps que lui. De ce
fait il résulte que nous ne saurions trop recommander à
l'épouse de ne jamais mettre d'indifférence dans l'accom-

plissement du devoir conjugal ; qu'elle simule même au besoin le spasme vénérien, cette supercherie est permise pour retenir la fidélité du mari ; car ce dernier, rebuté par la frigidité de sa femme dans les rapports sexuels, éprouve une espèce d'ennui, d'humiliation, qui le pousse vite à chercher dans les bras d'une maîtresse ce qu'il ne trouve pas chez son épouse. Que la femme ne froisse pas son mari, qu'elle ne s'oppose pas par des refus à ses désirs. sans doute il est brutal parfois, il veut ce qu'il veut, impérieusement, sans ménagement, sans précautions : exécutez-vous quand même, et de bonne grâce ; vous préviendrez souvent, en agissant ainsi, des scènes désagréables, des infidélités, et même des ruptures éclatantes. Femmes, croyez-en notre conseil ; en le suivant vous vous assurerez la paix et le bonheur dans le ménage.

L'homme, de son côté, devra montrer moins de despotisme dans ses volontés, être aimable, empressé, prévenant, sans jamais fatiguer ni importuner la femme ; qu'il y réfléchisse ! la femme irritée peut aussi aller chercher dans les bras d'un amant ce qu'elle ne trouve pas chez son mari.

L'homme devra donc montrer assez de tact, assez de délicatesse, pour respecter les désirs de sa femme quand elle sera en proie à des contrariétés physiques ou morales ; pour céder à ses volontés devant les moments d'agacement nerveux où elle pourrait être, devant les jours néfastes, etc., etc. Et à ce dernier propos qu'on nous permette quelques réflexions empruntées au docteur Mayer[1] :

« La femme qui a ses règles, met le plus grand soin à le cacher à tous les yeux. Elle se sent instinctivement atteinte, nous dirions volontiers, dans sa dignité. Elle considère son état comme une souillure ou une infirmité, et pour peu que sa pudeur, — la plus incendiaire des vertus féminines, — ait été épargnée par l'omnipotence du mari, elle rougit presque à ses propres yeux, du tribut qu'elle est obligée de payer à la nature. La contraindre, dans cette condition, à subir les caresses conjugales, c'est évidemment faire violence à ce qu'il y a de plus respectable en elle, c'est la faire déchoir de son piédestal, c'est la dépouiller du prestige que lui assurent les grâces de son sexe. L'amour a besoin de poésie, et il s'accommode mal des réalités grossières de la vie animale. Ne cherchons donc pas à contrarier d'aussi légitimes répugnances. Un premier pas, dans cette voie, conduit infailliblement à des infractions de plus en plus regrettables.

« Mais ce n'est pas seulement à l'époque menstruelle que la femme devrait dérober à son époux les détails intimes des exonérations auxquelles elle est assujettie comme lui. Nous voudrions la voir attentive à ne jamais se dépouiller complétement de ses charmes, même dans l'intimité de l'alcôve. Elle y gagnerait plus qu'on ne

[1] *Rapports conjugaux*, p. 319 et suiv.

pense, en constance et en amour, dont les plus cruels ennemis sont la désillusion et la satiété.

« Plus d'une femme mariée trouverait dans ces quelques lignes, si elle voulait y chercher toute notre pensée, l'explication de son délaissement prématuré, d'une énigme indéchiffrable pour son amour-propre, à savoir : la cause du triomphe remporté par une rivale, souvent moins bien douée qu'elle, au physique et au moral. »

Les inquiétudes de la jeune femme confiant à son mari les fonctions de la femme de chambre qu'elle a congédiée, sont ainsi exprimées par M. Michelet :

« Hélas ! hélas ! comment rester Dieu ! Et n'est-ce pas l'effet naturel d'une si intime intimité, que, ne pouvant à nul moment échapper à celui qui aime, à ses tendres inquiétudes, on livre les côtés vulgaires et inférieurs de la vie ?... Qui est sûr d'être poétique vingt-quatre heures par jour ? De ne pas être ramené par l'inflexible nature du haut idéal à la prose ?... Et la prose est trop haute encore. Dans un tête-à-tête éternel, la plus fière a beau éluder, à tel moment imprévu, l'humanité apparaît, et elle est humiliée [1]. »

Mais ces inquiétudes qui nous paraissent pleinement justifiées, — et nous croyons avoir en cela l'assentiment de la majorité des femmes, — ne sont que de vaines alarmes pour M. Michelet : aussi poursuit-il en ces termes :

[1] *L Amour*, p. 104.

« Vraie pensée de jeune fille, parfaite et complète-
ment ignorante de la réalité des choses ! Ceux qui con-
naissent l'amour savent bien que ce n'est pas là que
s'effeuille le bouquet de noce : nulle de ces choses naturelles, innocentes, ne fait tort à celle qu'on aime. »

Nous laissons à nos lecteurs et à nos lectrices le soin
de juger ces dernières lignes.

Enfin nous recommandons aux époux de faire tout ce
qu'il est en eux pour perpétuer cette douce confiance
que l'on trouve communément au début de tous les
mariages. Si le soupçon vient à naître, la terrible jalousie ne tarde pas à suivre, et dès lors, le mari, craignant
tout de sa femme, cherche par tous les moyens en son
pouvoir à empêcher la réalisation de ses craintes. Telle
fut l'origine de l'emprisonnement des femmes chez les
Orientaux, de l'infibulation[2] chez les Indiens, et des
ceintures du chasteté en Italie, en Espagne et en Portu-
gaL. Le Français, moins jaloux, ou plus philosophe peut-
être, use de ces engins beaucoup plus sobrement que
tous les peuples des pays susnommés. Cependant M. Debay[1] raconte à ce propos le fait suivant :

« Une jeune demoiselle, aussi vertueuse qu'aimable,
fut mariée à un homme déjà mûr, qui la conduisit dans
les brillantes soirées de la capitale : c'était la mode, et

---

[1] L'infibulation des jeunes filles consistait à leur passer un
anneau en métal à travers les grandes lèvres, de façon à rendre toute introduction impossible.

[2] *Hygiène et philosophie du mariage*, p. 21-21.

le mari, homme du monde, ne pouvait s'y soustraire. La jeune femme devint l'objet des attentions les plus empressées d'un beau cavalier qu'elle rencontrait sans cesse attaché à ses pas ; mais elle ne lui répondit point. Dans plusieurs autres circonstances, le cavalier revint à la charge, toujours inutilement ; la jeune dame le menaça même de se plaindre de ses obsessions. Les maris jaloux sont toujours portés à croire au mal, jamais au bien : c'est ce qui arriva à celui de la dame en question. Après les boutades, les emportements de la jalousie, le brutal commanda un brayer à cadenas, et l'imposa de force à sa chaste moitié. Dépitée, outrée d'un procédé aussi peu conforme aux mœurs parisiennes, la jeune femme parvint à prendre l'empreinte de la clef et en fit fabriquer une semblable ; puis elle écrivit au jeune homme, qui déjà ne pensait plus à elle, pour lui donner un rendez-vous.

« — Monsieur, lui dit-elle en lui présentant la clef de sa ceinture, jusqu'à ce jour j'ai été honnête, je vous le jure sur l'honneur et devant Dieu !... Mais depuis que mon mari, par une jalousie atroce, a voulu se faire le gardien de ma chasteté, j'ai résolu de la perdre.

« À peine la jeune dame eut-elle été satisfaite, qu'elle en éprouva un remords amer ; mais la vengeance était consommée. »

CHAPITRE III

INFLUENCE DU MARIAGE SUR LE PHYSIQUE ET LE MORAL DES ÉPOUX

1

La virginité ou continence perpétuelle absolue ne
conserve pas chez la femme, comme beaucoup paraissent le croire, la fraîcheur, la santé, en un mot, les divers attraits du corps; si la jeune fille reste vierge,
après avoir atteint son complet développement physique,
elle ne tarde pas à s'en ressentir; des indispositions de
toute sorte viennent l'assaillir, et si elle continue à rester sourde à la voix de la nature, sa fraîcheur se fane,
ses couleurs disparaissent, sa santé s'altère visiblement,
enfin elle dépérit. La femme mariée, au contraire, paraît pour ainsi dire revivre, après la conception surtout.
Quant à la continence absolue chez l'homme, nous n'en

parlons pas, car nous la considérons comme impossible

Le mariage assure en outre de grands avantages au point de vue de la longévité, ainsi que le démontre le tableau de Casper.

Sur cent individus il meurt :

	CÉLIBATAIRES		MARIÉS	
	Hommes	Femmes	Hommes	Femmes
De 20 à 30 ans . .	45,1	26,5	15,6	4,7
De 30 à 40 ans . .	27,1	24,5	7,0	16,5
De 45 à 60 ans . .	15,6	19,2	29,2	22,6
De 60 à 70 ans . .	8,1	15,0	22,0	22,5
De 70 à 80 ans . .	4,5	11,6	19,4	22,9
De 80 à 90 ans . .	1,4	4,1	7,0	9,6
De 90 à 100 ans . .	»	0,7	0,7	1,2

On voit par là que tout l'avantage est pour les individus mariés : s'ils le perdent de quarante-cinq à cent ans, cela tient simplement à ce que, mourant en moins grand nombre dans la jeunesse et l'âge mûr, il en reste davantage qui atteignent les limites de la vieillesse.

Et un tel bénéfice est naturel, car le mariage arrête la débauche et modère l'irritation des désirs sexuels en ce sens qu'il donne la facilité de les satisfaire. Par cela même il prévient une foule de maladies auxquelles est sujet le célibataire. Qu'on parcoure les maisons d'aliénés, que l'on consulte les statistiques criminelles, et l'on verra chez les gens mariés des cas bien moins nombreux de suicide de folie, de différents crimes, et de cette multitude de maladies provenant de l'inaction des organes génitaux

nne époque où l'exercice de leurs fonctions est impérieusement exigé : nous voulons parler du satyriasis, du
priapisme, de l'hystérie, etc. (Voy. ch. ix.)

L'histoire est remplie de traits qui nous montrent
l'heureuse influence du mariage au point de vue phys
que ; ici, c'est une jeune fille laide qui est transformée
après la conception ; là, c'est un jeune homme se mourant d'une passion amoureuse, et revenant à la vie
après l'avoir satisfaite ; là encore, c'est une maladie de
corps et d'esprit se traduisant par des gestes bizarres et
indécents, et dont la satisfaction des besoins sexuels
amène la guérison radicale. Que les jeunes filles à tempérament ardent y fassent attention ! Plusieurs, égarées
par une fausse religion, se laissent aller à contracter le
vœu de chasteté, et bientôt elles deviennent victimes
de honteuses maladies précédées de langueurs de toute
sorte, et qui se terminent infailliblement par la mort,
si l'on n'y apporte un prompt remède. C'est un devoir
sacré qui incombe aux chefs de famille de surveiller
leurs enfants jour par jour, minute par minute quand
ils ne veulent pas se créer des regrets éternels.

Nous l'avons déjà dit, le mariage apaise les violents
désirs, les inquiétudes, les chagrins, prévient les son-
ges érotiques, rend le corps plus libre, plus souple,
plus alerte, et par là produit un heureux effet sur le
moral, comme nous l'allons voir ; c'est même cette
douce union, ce partage des plaisirs et des peines, créés
par le mariage, et qui amène cette solidarité indissolu-

ble qui en est la conséquence, d'après nos lois, ce sont ces raisons, dis-je, qui sont la cause d'un phénomène assez souvent remarqué : la ressemblance physique des conjoints après une union de plusieurs années. Ce phénomène s'aperçoit principalement chez la femme, dont les traits sont plus mobiles, et qui dès lors prend, pour ainsi dire, l'empreinte de son époux.

II

L'homme n'a pas seulement à satisfaire des besoins physiques, mais encore des besoins moraux. Un sentiment irrésistible le pousse à la recherche du beau, du bien et du vrai, qui, après tout, considérés au point de vue de la suprême perfection, sont Dieu même, nous dit Bossuet. Ce sentiment, cette tendance de l'homme à approcher le plus possible de l'idéal, se retrouve en amour; la possession brutale de l'objet aimé ne lui suffit pas : pour que son bonheur soit complet, il lui faut ce que nous appellerons volontiers la possession *spirituelle;* aussi, voit-on tout de suite que si le mariage a pour but, d'un côté, la procréation, de l'autre, il a pour but la perfectibilité.

« L'amour donc, aussitôt qu'il s'est déterminé et fixé par le mariage, tend à s'affranchir de la tyrannie des organes; c'est cette tendance impérieuse, dont l'homme est averti dès le premier jour, par la tiédeur de ses sens, et sur laquelle tant de gens se font si misérablement illusion, qu'a voulu exprimer le proverbe : *Le mariage est le tombeau, c'est-à-dire l'ÉMANCIPATION de l'amour.*

« Le peuple, dont le langage est toujours concret, a entendu ici, par amour, la violence du prurit, le feu du sang : c'est cet amour, entièrement physique, qui, suivant le proverbe, s'éteint dans le mariage. Le peuple, dans sa chasteté native et sa délicatesse infinie, n'a pas voulu révéler le secret de la couche nuptiale ; il a laissé à la sagesse de chacun le soin de pénétrer le mystère et de faire son profit de l'avertissement.

« Il savait, pourtant, que le véritable amour commence à cette mort ; que c'est un effet nécessaire du mariage, que la galanterie se change en culte ; que tout mari, quelque mine qu'il fasse, est, au fond de l'âme, idolâtre ; que s'il y a conspiration ostensible entre les hommes, pour secouer le joug du sexe, il y a convention tacite pour l'adorer ; que la faiblesse seule de la femme oblige, de temps à autre, l'homme à ressaisir l'empire ; que, sauf ces rares exceptions, la femme est souveraine ; et que là est le principe de la tendresse et de l'harmonie conjugales [1]. »

Et non-seulement l'amour dans le mariage constitue une condition de bonheur domestique, mais il exerce encore une influence directe sur la progéniture. (Voir ch. IV.)

[1] P. J. Proudhon, *Système des contradictions économiques ou philosophie de la misère*, t. II, p. 485 et suiv.

L'homme marié est moins égoïste, moins bizarre, à vues moins étroites que le célibataire ; il comprend mieux les grands intérêts de la société, a le sentiment plus vif du devoir, et se soumet sans peine aux exigences des lois. Dans la vie privée, il montre plus de douceur, plus de bienveillance ; en un mot, il possède une égalité de caractère qui permet à l'existence de s'écouler sans nuages. Malheur à celui des deux époux qui rompt la bonne harmonie du ménage ! Du moment que la confiance a disparu pour faire place au soupçon, la jalousie avec toutes ses conséquences arrive à se faire jour, et la vie devient insupportable. Aussi, qu'on nous permette d'insister ici sur les droits et les devoirs respectifs des époux : car, de leur stricte observation dépend le bonheur.

Il a fallu, en premier lieu, pour que la condition des époux fût réglée, décerner le commandement à l'un ou à l'autre sexe. De tout temps, sauf quelques rares exceptions, la suprématie a été accordée à l'homme, et cela en vertu de sa supériorité naturelle ; l'histoire nous en offre en effet des traces nombreuses. Mais cette autorité du mari doit toujours s'exercer d'une façon bienveillante ; au reste, nos lois ont prévu le cas d'abus qui légitimerait la séparation de corps. D'autre part, il est évident que, si la femme doit obéissance à son mari, elle a droit d'être aimée et honorée par lui.

Écoutons quelques considérations à ce sujet dues à la

plume d'un auteur qui a écrit sur la famille [1] :

« Si l'homme est le chef de la famille, c'est parce qu'il en est le protecteur naturel ; et son autorité ne serait qu'un privilége insupportable s'il prétendait l'exercer sans rien faire et sans rendre à la famille, en sécurité, ce qu'elle lui paye de respect et d'obéissance.

« Mais la protection, dans nos sociétés civilisées consiste moins à défendre la famille contre de rares attaques, qu'à la faire vivre et satisfaire ses besoins journaliers. Le travail est l'attribut propre de l'homme dans le ménage : par le travail, l'homme accomplit en même temps, son rôle dans la société et son rôle dans la famille ; et il y a là une correspondance admirable. Car l'homme, pour entrer dans la famille, n'en reste pas moins membre de la société : il doit participer à sa vie, à ses fonctions, à son progrès : il le fait par le travail. En revanche, ce travail même garantit l'existence de la famille. L'homme est un ouvrier dont la société paye le salaire, et ce salaire, il le rapporte au trésor de la famille ; il nourrit sa femme et ses enfants du fruit de ces mêmes efforts, auxquels la société doit son mouvement, son progrès, sa civilisation. Le travail, au contraire, n'est pas l'attribut propre de la femme ; j'entends le travail au dehors et non le travail intérieur et domestique, qui est le vrai, le noble emploi des facultés fé-

[1] Paul Janet, professeur de philosophie à la Faculté des lettres de Paris, *la Famille*. Leçons de philosophie morale.

minines. J'admire de tout mon cœur ces belles institutions, inventées de nos jours par la charité publique et privée, ces crèches, ces salles d'asile, ces ouvroirs, ces écoles maternelles où une ingénieuse et touchante bienfaisance vient en aide à la mère et lui permet de subvenir pour sa part au besoin de la famille, en la dispensant du soin des enfants ; mais je ne puis m'empêcher de trouver qu'ici la société se substitue à la famille, et que ces belles institutions ne sont que le remède et peut-être l'encouragement d'un grand mal, l'abandon de la famille, l'indifférence maternelle, mal dont les conséquences peuvent être plus considérables qu'on ne l'imagine. »

Le docteur Mayer [1] fait suivre de justes réflexions cette citation que nous venons de lui emprunter. « Le travail est donc, dit-il, le premier devoir de l'homme comme chef de famille. Mais nous voudrions que dans la classe ouvrière le mari pût trouver un auxiliaire dans sa femme ; non point, comme aujourd'hui, par l'exercice de ces professions qui ne lui rapportent qu'un salaire illusoire ; mais par l'accomplissement des diverses fonctions que notre sexe a eu le tort d'usurper sur elle, et auxquelles elle est plus apte que nous. La femme trouverait ainsi l'emploi de facultés qui lui sont naturelles et que l'éducation développerait encore, en même temps qu'une rémunération plus digne des services qu'elle est capable de rendre à la société. »

[1] *Rapports conjugaux*, p. 99.

Nous ne terminerons pas ce chapitre sans dire un mot
de l'abstinence conjugale : nous ne nous poserons pas
comme législateur inflexible, nous dirons simplement
que l'abstention des rapports conjugaux serait préférable
toutes les fois que la copulation serait sans fruit, comme
pendant la gestation, avant l'établissement des règles, etc.,
ou lorsqu'une commotion nerveuse pourrait amener de
graves dérangements. D'autre part, au moment de l'a-
dolescence des enfants, les parents ont des obligations
auxquelles ils ne peuvent se soustraire sans injustice ni
sans immoralité.

« Sans injustice, dit Proudhon, parce que dès l'instant où l'enfant est apte au travail, lui donner des frères,
à l'entretien desquels il est forcé de concourir, c'est lui
susciter une charge à laquelle il n'a point volontairement
consenti. C'est un abus d'autorité.

« Sans immoralité, car il n'y a plus d'amour là où n'est
plus la jeunesse, la beauté et la grâce. Il n'y a plus de
chasteté là où il n'y a plus de poésie. Et la volupté sans
amour et sans chasteté, c'est l'impudeur et la turpitude.
C'est pourquoi l'amour des vieillards est ridicule et dégoû-
tant.

« Qu'Homère nous montre Pâris et Hélène dormant
ensemble sur leur lit suspendu, ils sont beaux malgré
leur adultère; coupables d'injustice, la jeunesse, la
grâce, l'esprit, semblent les couvrir encore d'un voile
d'honnêteté. Mais Saturne et Rhée, Deucalion et Pyrrha,

David et Abisag me révoltent : le titre d'époux n'y fait rien, ils sont obscènes... »

Rappelons-nous bien que la perversion des mœurs détourne du mariage, et que l'abandon du mariage est un signe de démoralisation qui, par contre-coup, rejaillit sur les mœurs conjugales : aussi Montesquieu a-t-il eu raison de dire :

« *Moins il y a de gens mariés et moins il y a de fidélité dans les mariages.* »

CHAPITRE IV

Nous avons parlé dans le chapitre précédent des de-
oirs réciproques des époux, pour montrer l'influence
ue leur observation ou leur non-observation peuvent
voir sur l'existence. Nous entrerons maintenant dans
les détails plus nombreux relativement aux rapports
onjugaux considérés sous le point de vue physique ;
quant au point de vue moral, cette question a déjà été
t sera encore l'objet de notre attention dans d'autres
hapitres.

Et tout d'abord, il convient de nous arrêter sur ce qu'on
ippelle *union sexuelle*.

L'union intime des deux sexes a reçu le nom de *copulation, coït ;* le rôle de l'homme en cette affaire est

d'introduire l'organe qui contient le sperme ou liqueur fécondante, celui de la femme est de le recevoir. Le résultat de cet acte est la fécondation.

L'attitude normale est la plus favorable pour la fécondation ; nous voulons parler ici de la position horizontale, c'est-à-dire celle où l'homme est couché sur la femme. Les attitudes assises, indolentes, paresseuses, éludent presque toujours le but de la nature. L'attitude droite est très-fatigante et peut occasionner, à la longue, chez l'homme, des tremblements convulsifs, des paralysies, etc.

Toutefois, nous devons dire en général que toute attitude favorable à la fécondation est permise. Ainsi la posture *a retro* doit être employée dans l'état de grossesse ou d'obésité de la femme, et quand le membre viril est trop court : le membre viril dans cette posture ne perd rien de sa longueur, et l'homme ne risque pas de blesser la femme.

Les époux devront se rappeler que l'époque n'est pas toujours favorable à la fécondation ; nous voulons parler ici du moment où les règles apparaissent. Avant de dire notre opinion sur ce fait, nous allons voir ce que pensaient les anciens des rapports conjugaux pendant la période du flux cataménial.

En premier lieu, nous trouvons à ce sujet dans les textes bibliques les paroles suivantes :

« La femme qui souffrira l'accident qui lui arrive chaque mois sera séparée pendant sept jours, et quiconque la touchera sera impur jusqu'au soir.

« Toutes les choses sur quoi elle aura couché dans le temps de sa séparation, seront impures, aussi bien que toutes les choses sur lesquelles elle se sera assise.

« Quiconque aura touché le lit de cette femme, lavera ses vêtements, et il se lavera le corps dans l'eau, et sera impur jusqu'au soir.

« Quiconque touchera quelque chose sur quoi elle se sera assise, lavera ses vêtements, se lavera soi-même, dans l'eau, et sera impur jusqu'au soir.

« Si quelque chose a été sur le lit de cette femme ou sur le siége où elle aura été assise, celui qui touchera cette chose sera impur jusqu'au soir.

« Si un homme s'approche d'elle, pendant qu'elle sera en cet état, il sera impur pendant sept jours, et tout lit sur lequel il dormira sera souillé.

« Lorsqu'une femme souffre le flux, pendant plusieurs jours, hors les temps ordinaires, ou qu'il ne cesse point lorsqu'il devrait cesser, tandis qu'il durera, elle sera souillée, comme elle l'est au temps de ses purgations accoutumées.

« Toute couche sur laquelle elle aura dormi dans tout le temps qu'elle souffrira de ce flux, sera impure, comme celle où elle dort pendant le temps de ses purgations, et tout ce sur quoi elle s'assied sera souillé, comme il le serait alors.

« Quiconque aura touché ces choses-là sera impur; il lavera ses vêtements, il se lavera lui-même dans l'eau, et sera impur jusqu'au soir.

« Quand elle sera délivrée de ce flux qui la rend impure, elle comptera sept jours, au bout desquels elle sera purifiée.

« Le huitième jour elle prendra deux tourterelles[1]... »

Ainsi que dans la loi de Moïse, la femme, dans la loi de Manou, est regardée comme impure pendant la période du flux cataménial :

« Quelque désir qu'il éprouve, il (l'homme) ne doit pas s'approcher de la femme lorsque les règles commencent à se montrer, ni se poser dans le même lit[2]. »

Le Talmud est encore plus rigoureux; nous y lisons ces lignes :

« Si une femme a cohabité avec son mari, la veille de l'éruption des règles, quelle que soit la durée de celles-ci, elle ne peut commencer à compter les jours d'impureté qu'à dater du cinquième jour qui suit la cohabitation. »

Si l'on parcourt les ouvrages du R. P. Debreyne, on regrette que ce casuiste catholique ne soit pas né du temps de Moïse, il aurait fait merveille au milieu du peuple juif. Voici comment il s'exprime :

« On sait que plusieurs théologiens, d'après l'autorité de saint Thomas, regardent comme une faute mortelle l'usage du mariage dans le temps de la fonction menstruelle, parce que, suivant eux, cette circonstance grave expose au péril d'engendrer des enfants lépreux ou mons-

[1] *Lévitique*, ch. II, v. 19 à 20.
[2] *Lois de Marron*, liv. IV, v. 10.

trueux. Sanchez et un très-grand nombre d'autres théologiens affirment quela loi du Lévitique : *Qui coierit cum mulicre in fluxu menstruo, interficientur ambo* (xx, 18), n'est qu'une prohibition purement cérémoniale qui n'oblige plus sous la loi évangélique.

« Nous pensons, nous, ou plutôt nous sommes convaincus que ce prétexte est autant moral que cérémonial, parce que l'acte conjugal, exercé pendant l'époque cataméniale, emporte une malice théologique, en ce sens qu'il est plus ou moins nuisible ou défavorable à sa fin principale, la génération ; non parce que, comme disent les théologiens, il en naîtra des enfants lépreux ou monstrueux, ce que nous ne croyons nullement, mais parce que, très-souvent, il n'en naîtra pas du tout, ni normaux ni anormaux. Et pourquoi cela ? Parce que la menstruation n'est qu'une fonction préparatoire, une excrétion déplétive et expulsive, et, par conséquent, très-peu propre à la génération ; il s'en suit donc naturellement que le temps qui la suit immédiatement est le plus favorable à la conception, et c'est, en effet, ce que l'expérience prouve tous les jours[1].

---

[1] La conception ne peut avoir lieu, dit le docteur Mayer, après le douzième jour qui suit la cessation des règles et jusqu'à l'apparition de la période menstruelle suivante. On peut ajouter encore qu'elle est tout aussi improbable pendant la durée de l'écoulement sanguin, parce que l'ovule ne parvient habituellement dans l'utérus que plusieurs jours après la cessation du flux cataménial. Il reste donc environ huit jours

« Vous voyez, d'après cela, que nous n'avons pas même besoin de nous appuyer du passage d'Ezéchiel : *Qui ad menstrualam non accesserit et uxorem proximi non violaverit* (XVIII, 6), où l'on voit que la cohabitation pendant la crise menstruelle se trouve placée au rang de l'adultère. »

Et, plus loin, le même auteur ajoute : « La femme n'est pas tenue à la reddition du devoir conjugal pendant l'époque du flux menstruel. »

Nous dirons simplement, de notre côté, que l'abstention est préférable pendant les règles, car, à ce moment-là, les relations sexuelles sont dangereuses pour la femme, pour l'homme, et pour l'enfant s'il y a conception

par mois — du quatrième au douzième, après la période menstruelle — pendant lesquels les rapprochements sexuels ont chance d'être féconds.

C'est à la connaissance, ou plutôt à la prescience de ce fait, que l'histoire attribue le conseil donné par Fernel à Henri II, qui, après onze ans de mariage demeuré stérile, vit, en se conformant aux recommandations de son médecin, sa femme, Catherine de Médicis, lui donner plusieurs héritiers.

Boërhaeve avait dit déjà : *Feminæ semper concipient post ultima menstrua et vix ullo alio tempore.*

Haller, Burdach et plusieurs autres avaient émis la même opinion.

Enfin, les expériences les plus récentes, entreprises pour la solution de ce problème éminemment digne d'intérêt, s'accordent à sanctionner la découverte de la période intermenstruelle, propice à la fécondation, chez la femme et la plupart des femelles des mammifères (*Rapports conjugaux*, p. 256-257).

On sait combien toute émotion est préjudiciable à la femme pendant l'époque menstruelle : la colère, la frayeur, etc., amènent la suppression des règles, parfois des hémorrhagies. L'ébranlement nerveux qui accompagne le coït ne peut-il pas produire les mêmes causes ? D'ailleurs, ce n'est pas une supposition : nombre de médecins ont des preuves frappentes de ce que nous venons d'avancer.

Quant à l'homme, le danger ne résulte pas précisément des qualités virulentes attribuées au sang des règles, comme on le croit encore dans beaucoup d'endroits.

« Le sang des règles n'a point cette malignité que lu ont prêtée certains naturalistes. C'est à tort que les auteurs ont écrit que les femmes, dans le temps de cet écoulement, font mourir, par leur toucher, une vigne qu pousse ; qu'elles rendent un arbre stérile ; qu'elles font tourner les sauces, aigrir le vin et le lait ; rouiller le fer et l'acier ; qu'elles procurent des fausses couches à une femme grosse ; qu'elles en rendent un autre stérile qu'elles font enrager un chien, rendent un homme fou, etc., etc.

« Paracelse regardait le sang menstruel comme le plus subtil de tous les poisons ; il assure que le diable en fabrique les araignées, les puces, les chenilles et tous les autres insectes dont l'air et la terre sont peuplés.

« Le sang des règles ne diffère en rien du sang ordinaire, et n'a aucune mauvaise qualité, si la femme qui le rend est saine ; car, dans le cas contraire, il doit avoir quelque influence sur les objets extérieurs, ainsi que les autres excrétions, lorsqu'elles se font dans un corps affecté de quelque maladie [1]. »

Mais si le sang menstruel n'a pas de propriétés malfaisantes, il peut en contracter par son séjour trop prolongé dans le canal utéro-vaginal qu'il est forcé de parcourir ; alors, du contact de ce sang vicié sur la muqueuse du gland et de l'urèthre peuvent naître des excoriations et des blennorrhagies.

Pour ce qui regarde la progéniture, si l'acte reproducteur a lieu après un ébranlement nerveux causé par des passions violentes, où à la suite de vives douleurs, soit physiques, soit morales, nul doute qu'elle ne se ressente de ces dispositions : l'être mis au monde sera chétif, les idiots de naissance proviennent la plupart du temps de l'union sexuelle accomplie par l'un des deux époux en état d'ivresse, en proie à un chagrin violent, au désespoir, etc.

On se convaincra sans peine, au contraire, que la copulation ayant lieu sous des influences physiques favorables, c'est-à-dire dans un endroit gai, au milieu du luxe, même du simple bien-être, dans un appartement décoré avec goût, etc., on se convaincra, disonsnous, que la copulation accomplie sous une pareille influence aura d'heureux résultats. Denys de Syracuse avait

[1] M. de Ligne, *De l'homme et de la femme considérés physiquement dans l'état de mariage.*

fait suspendre le portrait du beau Jason devant le lit de sa femme, afin d'avoir un bel enfant. — Voici un fait observé par Galénus : « Un préteur romain, petit, laid et bossu, fit à sa femme un enfant exactement taillé sur le modèle d'Ésope. Effrayé à la vue de ce petit monstre, et craignant de devenir le père d'une postérité aussi difforme, le Romain alla consulter Galénus, qui lui conseilla de faire placer trois statues de l'Amour autour du lit conjugal : une au pied, les deux autres de chaque côté, de façon que les yeux de la jeune épouse fussent incessamment récréés par ces charmantes figures. Le préteur se conforma strictement aux avis du grand médecin, et sa femme mit au jour un enfant dont la beauté surpassa toutes ses espérances. »

Les Grecs s'entouraient de marbres et de peintures représentant les dieux et les déesses sous les formes les plus gracieuses : partout, dans les jardins, sur les places publiques, on voyait des statues d'Apollon, de Vénus, d'Hébé, etc.

Les circonstances morales concourent également au même but ; nous voyons en effet les enfants de l'amour se distinguer de bonne heure par une intelligence précoce, par un esprit fin et pénétrant, par un caractère enjoué, par une franchise sans égale, par une mobilité de traits qui reflète, comme dans un miroir, leurs moindres sentiments. En général, ces enfants sont excessivement impressionnables, nerveux au delà de toute expression, et leur jeunesse demande de grands soins ; s'ils arrivent à l'âge mûr, il est rare qu'ils ne se distinguent pas dans la carrière qu'ils embrassent. Dans le mariage, on peut voir le même fait se produire, à propos des premiers-nés, tandis que les autres rejetons, procréés tardivement, présentent de fortes différences de caractère. Cela tient simplement à ce que les parents, mariés depuis longtemps, se livrent à l'union sexuelle sous l'empire de l'habitude, et ne voient dans l'acte générateur que la satisfaction d'un besoin matériel.

Que le lecteur nous permette de rapporter ici une grave observation de M. Toussenel :

« On a remarqué, dit-il, que les mariages d'inclination, c'est-à-dire les mariages les plus heureux et les plus naturels, *donnaient plus de filles que de garçons, et qu'il naissait plus de mâles des unions tourmentées, forcées, illégitimes.* De là, suivant de profonds physiologistes, la supériorité de bon sens et de lucidité dévolue à la femme. On sait que les enfants se ressentent généralement de l'influence passionnelle qui a présidé à leur conception. La plupart des idiots sont des enfants procréés dans l'ivresse bachique[1]. »

Les statistiques des principaux États d'Europe sur cette matière confirment les paroles de M. Toussenel.

Le docteur Mayer[2] donne aussi différentes preuves de ce rapport intime qui relie physiologiquement la géné-

---

[1] *Le monde des oiseaux.* Ornithologie passionnelle.
[2] *Rapports conjugaux,* p. 129.

ration et les fonctions qui s'y rapportent, aux mouvements de l'âme, à la simple imagination.

« On trouve dans Treviranus, dit-il, l'histoire d'une femme dont les seins se remplissaient de lait chaque fois qu'elle entendait les vagissements d'un nouveau-né; et celle d'une autre femme qui ressentit les douleurs de l'enfantement parce qu'elle se croyait enceinte et parvenue, d'après ses calculs, au terme de sa grossesse. Pichon cite un cas non moins curieux dans le même genre : une femme de quarante-huit ans, qui depuis quatre ans n'était plus réglée, et dont la sensibilité était fort exaltée, fut prise, en assistant à l'accouchement, long et pénible, d'une de ses sœurs, de douleurs absolument semblables à celles de la parturition ; quelques heures après survint une hémorrhagie par les parties génitales, qui dura plusieurs jours, et trois jours après la cessation de cet écoulement, les seins non-seulement se tuméfièrent, mais encore fournirent une sécrétion de lait. »

On doit encore tenir compte de la constitution physique des époux, car elle influe aussi d'une façon très-remarquable sur la progéniture : ainsi donc, il faudra faire attention à la bonne conformation des parents, à leur santé, au milieu social où ils se trouvent, et surtout au croisement des races, au mélange des tempéraments, etc. On a remarqué depuis longtemps que les alliances contractées entre étrangers, Français et Anglais, Allemands et Italiens, etc., produisent des enfants beaux et vigoureux. Le fait le plus frappant que nous offre l'histoire

est sans contredit celui de la nation romaine si puissante
par sa constitution physique, et qui la dut au croisement
des races répété et multiplié. On sait en effet combien
les Romains, surtout dans les premiers temps, accordaient
facilement le droit de cité aux peuples vaincus, circonstance qui eut pour but de faciliter le mariage entre individus de sang différent.

Nous sommes loin de prétendre, par ce que nous venons
d'avancer plus haut, que l'homme doit aller chercher sa
femme en Asie ou en Afrique, et réciproquement, mais
il faut, autant que possible, mélanger deux constitutions,
deux tempéraments opposés, sous peine de voir les enfants résultant de l'union sexuelle en proie à des vices
physiques et moraux irrémédiables; car il est de notoriété publique aujourd'hui qu'il existe chez l'homme,
comme chez l'animal, transmission des qualités et des
défauts.

L'histoire nous apprend en effet qu'il y a transmission
d'hérédité de la beauté physique, de la taille, de la cou-
leur, du tempérament, de la longue durée de l'existence, des vices de conformation, etc., comme aussi
transmission de l'hérédité morale, c'est-à-dire des apti-
tudes instinctives et intellectuelles, ainsi que de l'hérédité
morbide.

Cependant, pour en revenir à nos assertions sur la
constitution physique, on a vu, nous dira-t-on, deux
époux bien constitués, de tempérament et même de race
différente, donner naissance à des enfants chétifs et ma-

lingres. Nous posons *a priori* comme complétement juste le proverbe ancien : *Mens sana in corpore sano* (esprit sain dans un corps sain); seulement, nous répondrons qu'il ne suffit pas d'avoir en général une bonne santé et d'être dans les conditions citées plus haut pour donner jour à une progéniture aussi belle que possible : il faut que toutes ces qualités requises, les époux les aient au moment même de l'acte reproducteur; s'ils se livrent au coït dans un moment d'épuisement amené par un excès quelconque, la fécondité se ressentira de cet état d'épui sement.

Une trop grande ardeur amoureuse nuit aussi à l'acte vénérien; les fonctions générales se trouvent alors affaiblies et altérées. Louis XIV demandait à son médecin pourquoi sa femme ne lui donnait que des enfants chétifs et mal constitués, tandis qu'il avait de ses maîtresses des enfants beaux et vigoureux. — « Sire, lui répondit le médecin, c'est parce que vous ne donnez à la reine que les *rinçures.* »

Il faut donc entourer de grands soins l'acte reproducteur, tenir compte de l'époque, des circonstances diverses, physiques et morales, en un mot, ne s'y livrer qu'au moment où l'on possède toutes ses forces, et où l'on n'est obsédé par des préoccupations d'aucune sorte, travaux physiques ou intellectuels trop prolongés, impressions morales trop vives, fatigue du théâtre, des bals, des soirées, violente douleur, colère, ivresse, etc. Qu'on se pénètre bien que l'acte reproducteur n'est pas une simple affaire de volupté, mais un fait très-grave, un devoir sacré, car il exerce une influence décisive sur la vie de l'être futur.

On ne devra jamais oublier non plus que les mariages précoces donnent naissance à une progéniture faible ; et que, pour les unions entre vieillards et jeunes filles, les résultats en sont encore plus fâcheux. D'abord il arrive que, la plupart du temps, la jeune fille rompt avec violence les liens du mariage qu'elle abhorre ; si, au contraire, elle se résigne, elle va chercher la consolation dans des amours adultères. Lorsque ces unions sont fécondées, elles donnent naissance à des êtres malingres et voués d'avance à toute espèce de maladie. Les enfants issus de vieillards se reconnaissent ordinairement à un état triste et sérieux dès leur jeunesse, et leurs traits revêtent un caractère sénile à mesure qu'ils avancent en âge : ces êtres fournissent généralement une courte carrière.

Quant aux relations entre vieillards, nous en traiterons plus longuement quand nous aborderons l'âge critique chez l'homme et la femme (voy. chap. X).

CHAPITRE V

HYGIÈNE DES ORGANES GÉNITAUX CHEZ L'HOMME
ET LA FEMME
MALADIES DU SYSTÈME GÉNITAL

I

Si l'on veut conserver longtemps les organes génitaux dans toute leur intégrité et dans toute leur vitalité, il faut prendre garde à ne pas les fatiguer par des exercices souvent répétés.

La propreté est la grande condition, indispensable même, pour conserver la fraîcheur de ces organes; la femme surtout, chez qui ils se recouvrent de sécrétions plus abondantes que chez l'homme, devra user des ablutions à l'eau froide ou à l'eau tiède, suivant la saison, et cela autant de fois que son état et son tempérament le demandent; mais elle se défiera de tous ces produits inventés par la parfumerie moderne, et qui dessèchent la plupart du temps la muqueuse des parties génitales.

L'acte du coït devra toujours être fait dans le secret le plus profond et dans la plus grande tranquillité. La crainte et le bruit, autant que la malpropreté qui amène le dégoût, sont des obstacles.

Le mari respectera certains états physiques de sa femme, tels que flux menstruel, névralgies, indispositions, contrariétés. etc.

Ne jamais forcer la femme à vous accorder ses faveurs dans ces moments-là; il faut de la complaisance dans la copulation, et, de plus, s'il arrive que le mari prenne de force ce qu'on lui refuse, et que la fécondation ait lieu, l'être à venir se ressentira de la disposition fâcheuse des parents au moment où il a été engendré.

Goûter avec modération les plaisirs sexuels : leur abus énerve et réduit bientôt à l'impuissance. La continence prolongée et observée strictement produit les mêmes résultats.

Il a été établi que de vingt à trente ans l'homme marié peut accomplir le devoir conjugal de deux à quatre fois par semaine, en laissant un jour d'intervalle.

De trente à quarante ans deux fois.

De quarante à cinquante ans une fois.

De cinquante à soixante ans le moins souvent possible,

et, au plus, une fois en quinze jours. C'est se préparer des regrets prématurés que d'agir différemment.

Pour les femmes, les mêmes règles sont généralement à observer. Quoiqu'elle puisse répéter plus fréquemment que l'homme l'acte vénérien, elle devra en être sobre, car l'abus des plaisirs vénériens peut amener chez elle diverses affections de la matrice, entre autres le cancer.

L'homme devra toujours, dans l'acte de la copulation, prendre garde à de trop fougueux transports, car alors il peut blesser la femme.

Ne jamais s'y livrer après le repas : il peut en résulter des suffocations, et même quelquefois l'apoplexie, par suite de la digestion qui se trouve arrêtée.

Attendre toujours le réveil de l'organe sans le provoquer : il faut laisser à la nature le temps de réparer ses pertes.

Se garder des transports d'une imagination érotique : ce sont là des ennemis sérieux de la virilité. En se précautionnant contre les idées lubriques qui sont la source d'une excitation malsaine, on conserve longtemps ses facultés génésiques.

Ne jamais accomplir l'acte vénérien quand la tête n'est pas libre, soit par travaux intellectuels trop soutenus, soit par suite de toute autre circonstance ; car, dans ce cas, la fatigue éprouvée ne peut que s'aggraver.

Rejeter mets ou boissons qui échauffent le sang, ainsi qu'un régime débilitant et l'usage immodéré des

boissons acides : ces deux contraires abattent promptement les forces génitales.

Réprimer autant que possible les désirs sexuels quand
on est prédisposé à une affection de poitrine. Ce conseil est d'autant plus utile que les personnes poitrinaires
sont généralement très-amoureuses, et que, en raison
de leur constitution, le coït a sur elles un retentissement plus profond, et, par là même, plus nuisible.

Pour ce qui est de la grossesse, éviter tout rappro-
chement sexuel pendant les deux premiers mois et pendant les deux derniers. Dans le premier cas, l'acte amou-
reux peut nuire au développement de l'embryon, et
provoquer un avortement; dans le deuxième, la femm
peut être blessée gravement.

Nous ne parlerons à cet endroit que de la *leucorrhée*
(flueurs blanches) et de la *gonorrhée;* quant aux diverses maladies du système génital, nous nous y étendrons
plus spécialement dans un autre chapitre (voy. chapitre IX).

Leucorrhée. — On donne le nom de leucorrhée à
tout écoulement non sanguin qui a lieu par le vagin en
dehors de l'accouchement.

Quand l'écoulement provient de la muqueuse du vagin ou de la muqueuse de l'utérus, il prend communément le nom de *flueurs* ou *pertes blanches*. Dans la classe populaire on les appelle *fleurs blanches*.

Les principales causes des flueurs blanches sont :

1° Le tempérament excessivement lymphatique, le tempérament nerveux très-irritable, la chlorose, l'hystérie, la masturbation, etc.

2° Les logements malsains, humides ou privés d'air.

3° Une alimentation trop échauffante ou trop débilitante, l'usage habituel de la bière et du thé, les bains chauds pris en trop grand nombre, la compression du corset, les chaufferettes dont on fait un abus si prononcé dans certaines classes, etc., etc.

La personne qui garde les flueurs blanches s'expose à de graves conséquences : son corps devient grêle et chétif, sa peau prend un ton blanc de cire, les yeux sont entourés d'un cercle de bistre, et la santé finit par se détériorer complétement. Aussi ne saurions-nous recommander trop vivement aux personnes chez qui un commencement de pertes se déclare, de déposer toute fausse honte, toute pudeur exagérée, et de consulter un médecin sans retard.

Le flux leucorrhéique est quelquefois, au début, le seul symptôme d'une affection utérine, qui, négligée, peut amener rapidement la mort. Voici à ce sujet deux observations faites et rapportées par le docteur Maheur [1] :

« Au mois de décembre 1861, une jeune dame de vingt-huit ans vint nous consulter pour une leucorrhée dont elle était atteinte depuis environ six semaines. Un examen attentif nous fit reconnaître chez cette dame une affection organique commençante. Nous l'engageâmes donc à prendre dès lors un soin extrême de sa santé. Notre diagnostic l'étonna grandement. Elle ne pouvait se figurer être si malade, ne souffrant aucunement, et n'ayant, disait-elle, que quelques flueurs blanches ; aussi ne tint-elle nul compte de notre recommandation. Elle continua son genre de vie habituel et ne fit aucun traitement. A la fin de l'hiver, se sentant plus mal, elle vint de nouveau nous voir ; mais, hélas ! le cancer avait fait de tels progrès que rien ne put, dès lors, en arrêter la marche fatale. Deux mois plus tard, cette pauvre femme succombait dans le dernier degré du marasme.

« Une autre dame se plaignait de pertes blanches et de quelques douleurs dans le bas-ventre. Elle alla trouver une sage-femme que la publicité a rendue célèbre. Celle-ci, sans l'examiner autrement que par le toucher, lui annonça qu'elle était atteinte d'un déplacement de la matrice (ce qu'elle dit invariablement à toutes ses malades), et lui promit une guérison entière après quatre mois de traitement. Le délai expiré, la pauvre dame était

[1] *Traité de la stérilité chez la femme*, p. 75 et suiv.

loin d'aller mieux, bien que la sage-femme lui assurât qu'elle était guérie et qu'elle n'avait plus besoin que de repos. Les douleurs avaient augmenté d'intensité; aux flueurs blanches se mêlait de temps en temps un écoulement sanguinolent. Une personne l'engagea à venir réclamer nos soins : elle le fit. Par le toucher vaginal et le spéculum nous reconnûmes une dégénérescence carcinomateuse de la matrice à un degré trop avancé pour qu'on pût rien tenter d'efficace. La mort ne tarda pas à survenir.

« Dans ce cas malheureux, continue le docteur Maheur, comme dans plusieurs autres qui se sont présentés à notre observation, nous sommes convaincu que les moyens empiriques mis aveuglément en usage ont contribué à hâter le terme fatal. D'un autre côté, nous pouvons affirmer hautement qu'une médication rationnelle, basée sur la connaissance exacte de la nature de l'affection et entreprise à temps, eût pu, sinon amener une guérison radicale, du moins prolonger singulièrement les jours de la malade. Quand donc, répéterons-nous toujours, quand donc les femmes, plus soucieuses du soin de leur santé, cesseront-elles de croire au chantage médical de ces médicastres en jupons, qui, sans étude, sans expérience, se mêlent de traiter les maladies de leur sexe, annoncent impudemment des guérisons qu'elles savent bien n'avoir jamais obtenues! Les maladies des femmes, de toutes les plus difficiles à guérir, parce qu'elles sont les plus compliquées, exigent des études étendues en médecine, en anatomie, en chirurgie et une connaissance générale des médicaments. Or, nous le demandons, les sages-femmes présentent-elles ces garanties scientifiques et pratiques, elles à qui l'on enseigne uniquement les éléments des accouchements et la simple connaissance des plantes spécialement applicables aux femmes enceintes ou nouvellement accouchées? »

Cette digression achevée, revenons plus particulièrement à notre sujet.

L'humeur leucorrhéique a parfois tellement d'âcreté qu'elle détermine une gonorrhée douloureuse chez l'homme qui se livre au coït avec une femme atteinte de cette espèce de leucorrhée.

L'histoire nous rapporte que madame de Pompadour fut affectée de cette infirmité, et au point d'être forcée d'interrompre toutes relations avec le roi. Un jour, elle rouva sous sa serviette le quatrain suivant :

> La marquise a bien des appas,
> Ses traits sont vifs, ses grâces franches,
> Et les fleurs naissent sous ses pas :
> Mais, hélas ! ce sont des fleurs blanches !

La maîtresse-ministre, attribuant ces vers à M. de Maupas, qui, par sa position à la cour, était le seul capable de les avoir écrits, se vengea en obtenant contre lui un ordre d'exil.

Chez les Orientaux on séquestrait la femme qui avait

des pertes blanches, et l'acte du coït pratiqué avec elle était déclaré abominable. Les législateurs de ces peuples allèrent jusqu'à en faire un article de religion.

Chez nous, cette infirmité attaque presque tout le monde; à peine peut-on citer vingt femmes sur cent qui en soient exemptes : et encore certains médecins prétendent que toutes les femmes sans exception y sont plus ou moins sujettes : c'était, entre autres, l'avis du célèbre professeur Malgaigne.

Nous nous bornerons à indiquer quelques précautions hygiéniques aux femmes dont les flueurs blanches sont à peu près insignifiantes : aliments substantiels, exercices physiques, bains de siége froids, bains de rivière et de mer en été, distractions, suppression momentanée des plaisirs de l'amour, abandon du corset, etc. Mais, dans le cas contraire, nous ne saurions trop le répéter, que la femme se confie sans retard à un médecin expérimenté.

Gonorrhée. — La gonorrhée, vulgairement appelée *chaudepisse*, n'est autre chose qu'une espèce de leucorrhée qui affecte le canal urinaire. Quoiqu'elle soit commune aux deux sexes, elle est plus fréquente chez l'homme : c'est de cette dernière seulement dont nous parlerons, en tant qu'elle ne provient pas de la syphilis.

La gonorrhée non syphilitique est due la plupart du temps à l'action du coït pratiqué avec une femme atteinte de flueurs blanches, ou se trouvant dans la période de ses règles ; à ce moment, l'âcreté du sang menstruel, qui est même quelquefois en décomposition, peut amener chez l'homme la douloureuse affection dont il s'agit.

D'autre part, il se présente des hommes dont le gland et le méat urinaire sont excessivement sensibles, au point que l'acte génésiaque accompli par eux avec une femme malpropre, suffit pour déterminer la gonorrhée. On a vu aussi cette affection se produire par l'abus des aliments épicés, du thé et des bières fortes

Les symptômes de cette affection douloureuse ne paraissent guère en général que de deux, et même trois à six jours. On ressent d'abord une démangeaison à l'orifice du canal, démangeaison qui finit par gagner le canal tout entier, et qui dégénère promptement en irritation violente. L'homme ainsi affecté devra s'abstenir aussitôt de tous mets irritants et des plaisirs de l'amour : une gonorrhée mal soignée peut amener de graves complications. Aussi faudra-t-il, au début,

Se mettre à un régime rafraîchissant, alimentation végétale, tisane de chiendent ou de salsepareille, bains émollients, etc.

Se défier des injections au nitrate d'argent, préconisées par certaines personnes, car ces injections peuvent amener de graves désordres, entre autres, des rétrécissements.

Quant aux moyens préservatifs de la gonorrhée, il

nous répugne d'en parler; l'homme et la femme devraient
avoir assez de loyauté pour éviter tout rapport intime,
quand l'un ou l'autre se trouvent dans une situation
suspecte.

CHAPITRE VI

CONDUITE DE LA FEMME ENCEINTE

La plupart des femmes sont fécondées sans le savoir elles ne s'en aperçoivent qu'à la cessation du flux menstruel. Quelques-unes éprouvent des frissons, un spasme des organes de la génération ; mais ce phénomène est assez rare : on ne le rencontre guère que chez les tempéraments nerveux.

Dès que la femme est grosse, elle doit abandonner le corset et faire tailler ses robes de façon à laisser une entière liberté au développement de la matrice, car cet organe augmente de volume proportionnellement à la croissance du fœtus. Cette précaution à prendre que nous indiquons ici a été, dans l'antiquité, l'objet des soins du législateur : chez les Romains et les Grecs, les femmes portaient une ceinture pour soutenir les seins ;

aussi des auteurs, Homère entre autres, pour signifier l'accomplissement de l'acte génésiaque, emploient-ils l'expression *délier la ceinture d'une femme*. A l'époque de la grossesse, les femmes romaines devaient quitter leur ceinture sous peine d'amende et de reclusion. Lycurgue ordonna aussi l'emploi de vêtements amples, sans bandes ni ceintures, dans la même occasion.

Le temps de la grossesse peut se diviser en deux périodes : pendant la première, qui dure environ quatre mois, période marquée par une foule d'indispositions légères, vomissements, dégoût des aliments, digestions difficiles, etc., la femme doit modifier son régime alimentaire comme quantité et comme qualité.

Comme qualité, c'est-à-dire qu'elle doit éviter les aliments trop substantiels et tous les mets épicés, car sans cette précaution, il peut se produire des suffocations et des embarras du ventre, qui doit toujours, à cette époque, avoir la plus grande liberté.

Comme quantité, c'est-à-dire qu'elle se bornera à une alimentation moindre, contrairement à la croyance des vieilles commères qui prétendent bourrer la femme enceinte de quelques mois, sous prétexte qu'elle doit manger pour deux.

Pendant la deuxième période, la femme a besoin d'une alimentation plus substantielle, mais elle doit continuer à s'abstenir de viandes salées, épicées, en un mot de tous mets échauffants. Le fœtus qui, durant les quatre premiers mois, était resté à peu près de la grosseur d'un œuf, prend alors un accroissement très-rapide, et par conséquent exige de la mère une nourriture plus abondante. A ce moment, plus de nausées, plus de défaillances d'estomac : les fonctions s'exécutent avec la plus grande facilité.

Tant que dure la gestation, nous ne saurions trop recommander à la femme d'éviter tout ce qui peut l'affecter en bien comme en mal, au physique et au moral ; car une affection, de quelque nature qu'elle soit, a inévitablement un profond retentissement sur l'enfant. En effet, si les idées, produit d'une imagination désordonnée, accroissent plus ou moins les sécrétions, font affluer le sang vers tel ou tel organe, amènent certains mouvements et donnent naissance à des sensations diverses ; ces mêmes idées longtemps soutenues, devenues fixes, peuvent très-bien ébranler l'organisme et modifier à la longue le système utérin, de sorte que la matrice agissant sur le fœtus, lui fera éprouver les modifications dont elle est le siége.

On devra en première ligne ranger au nombre des causes qui agissent sur le fœtus d'une manière défavorable — la compression du vêtement par le corset, dont nous avons déjà parlé — les coups sur les parois abdominales, les chutes, les frayeurs subites, les émotions violentes, etc. Toutes ces causes peuvent produire un arrêt dans le développement du fœtus, des difformités, des fractures, enfin une foule d'accidents pour l'explication desquels il n'est pas besoin de faire intervenir le vulgaire préjugé des *envies*, dont nous dirons quelques mots tout à l'heure.

Le fameux Burdach admet qu'il existe entre les organes de la mère et les organes du même nom du fœtus une harmonie sympathique telle, que les coups ou lésions ressentis par les uns le sont aussi par les autres. Il corrobore son opinion de plusieurs faits, parmi lesquels nous remarquons ceux-ci :

Une vache ayant reçu un coup de massue au front, son veau présenta la même particularité.

Une chatte qui eut la queue écrasée mit bas une portée de chats qui offraient aussi le même phénomène.

Une femme mordue par un chien aux parties génitales accoucha d'un garçon qui avait une morsure au gland.

On voit par là les rapports intimes qui existent entre la mère et le fœtus, mais il faut se garder de l'exagération ; car s'il suffisait à une femme de manger, par exemple, de l'éléphant pour qu'elle donnât naissance à un être pourvu d'une trompe, ou de regarder tel ou tel monstre pour qu'elle en mit au monde un semblable, la race humaine disparaîtrait au bout de quelques générations.

Il résulte de tout ce que nous venons de mentionner que la femme ne saurait apporter un trop grand soin à éviter pendant sa grossesse les affections de toute nature. Durant la deuxième période surtout, où la moindre pression sur les flancs et sur le ventre peut blesser le fœtus, la femme devra s'abstenir des plaisirs du mariage. Que l'homme soit assez raisonnable pour le comprendre ; que si, par hasard, il ne peut se modérer, il accomplisse du moins l'acte conjugal dans la position dite *a retro*. Des hémorrhagies utérines, des ulcérations et indurations de la matrice, sont dues à l'usage des plaisirs vénériens à cette époque de la grossesse.

L'homme devra à ce moment entourer la femme de soins et d'égards : qu'il soit avec elle d'une humeur toujours égale ; qu'il se garde de la contrarier ; qu'il redouble de prévenances ; qu'il lui procure d'agréables distractions, en un mot qu'il s'ingénie constamment à lui plaire ; son épouse est alors un être doublement sacré. Les anciens l'ont généralement compris ; leurs lois édictaient des peines sévères contre le mari qui maltraitait sa femme du jour où elle était fécondée. Les Grecs et les Romains, au temps de leur république, pratiquaient le respect qu'on doit aux femmes enceintes ; dans la rue ou sur les places publiques, il les saluaient ou leur cédaient le pas. Socrate et Anaxagore, rencontrant un jour une femme en état de grossesse dans une rue étroite d'Athènes, se rangèrent contre le mur, afin de lui laisser le passage libre. Le célèbre Mummius, le vainqueur de Corinthe, fit baisser les faisceaux de ses licteurs devant une femme qui se trouvait dans une position pareille. Que le mari brutal réfléchisse sur ces exemples, et il ne tardera probablement pas à rougir de sa conduite.

Il nous reste à parler, comme nous l'avons promis, des envies de femmes enceintes. Ce phénomène s'explique très-bien par le trouble dans les organes digestifs qu'apporte le spasme de la matrice ; c'est donc, en général, le symptôme d'une affection nerveuse de l'estomac, quelquefois le produit d'un dérèglement momentané de l'imagination. Les envies sont plus ou moins bizarres, suivant la cause qui les détermine ; on rencontre chez certaines femmes une dépravation de l'appétit qui les pousse à désirer et à manger les choses les plus dégoûtantes ; chez d'autres, on remarque l'esprit à la poursuite de choses étranges ou impossibles. Que le lecteur nous permette de placer sous ses yeux quelques échantillons de ces goûts dépravés

Forestier parle de femmes enceintes qui dévoraient des anguilles, des écrevisses vivantes, des poissons tout palpitants. Une d'elles avale des quartiers saignants d'un lapin qu'on venait de couper en morceaux pour en faire une gibelotte. Une autre fit des lanières d'une peau de brebis fraîchement écorchée et la mangea avec la laine dans une seule journée. Borelli a vu des femmes grosses manger des viandes pourries, des excréments, boire l'eau putride découlant du fumier, etc. Goulard parle d'une femme qui, prise de l'envie de manger de la chair humaine, tua son mari, en dévora une partie et fit saler le reste.

Fort heureusement ces cas sont rares, et, nous n'hésitons pas à le dire, le mari doit combattre les envies de sa femme, ou, au moins, tâcher de les modifier quand elles sont trop coûteuses ou nuisibles à la mère et à son fœtus ; à plus forte raison, si la sécurité publique est en jeu; dans ce cas, tous les moyens doivent être employés, dût-on enfermer ces femmes pour prévenir leurs tentatives homicides.

Il est bien évident, d'autre part, que, si les envies d'une femme grosse ne doivent porter préjudice à personne, on peut les satisfaire. Qu'une femme désire embrasser son mari à la racine des cheveux ou au talon, il est permis de l'accorder impunément ; mais, si elle désire le battre ou lui lancer des pierres au visage, il y a là matière à réflexions. Méditons à ce sujet les deux exemples suivants, tirés des *Anecdotes de médecine* .

« Le bon et savant Camérius disait souvent : « La « grossesse fait quelquefois faire aux femmes des choses « singulières ; il est prudent de ne pas trop s'opposer à « leurs désirs. » Forte de cet aveu, sa femme revenant un jour du marché avec un panier rempli d'œufs, entra dans le cabinet où il travaillait et se mit à sangloter. Le mari s'empresse de lui demander la cause de ses pleurs. Après quelques instances, l'épouse lui répond que depuis quelques jours elle est dominée et violemment tourmentée par l'envie de lui casser des œufs sur le visage. Camérius, qui aimait tendrement sa femme, prit tranquillement plusieurs serviettes et s'en enveloppa la tête... Heureuse d'être écoutée, la femme lui lança au visage, les uns après les autres, tous les œufs du panier. Le pauvre mari, barbouillé de jaunes d'œufs de la tête aux pieds, en fut quitte pour aller se laver, et sa femme, guérie de son envie, redoubla d'attachement pour lui. »

L'autre exemple est assurément aussi bizarre :

« Une demoiselle de bonne famille fut mariée à un jeune magistrat d'une amabilité et d'une bonté comme on n'en rencontre guère. Au premier signe de grossesse, elle devint l'objet des soins les plus empressés ; ses moindres désirs étaient aussitôt satisfaits ; maîtresse absolue dans la maison, rien ne lui était refusé, et son mari affichait une soumission d'esclave. Malgré tous les bonheurs de cette belle lune de miel, la jeune épouse devint tout à coup triste, maussade, hargneuse, et le pauvre mari de multiplier ses soins, de redoubler ses caresses, de la supplier à genoux de lui confier ses peines. Elle finit par ouvrir la bouche et lui apprendre qu'elle avait une envie de femme enceinte, violente, effrénée, et si extraordinaire, qu'elle préférait mourir que de la lui faire connaître. Enfin, après plusieurs jours de prières les plus pressantes, elle avoua qu'elle désirait être battue !... Non à coups de poings ou de pieds, mais à coups de cravache, fustigée vertement, sanglée à vif, de manière à lui faire passer cette ridicule envie. Le mari regarda sa femme, tout étourdi, et la crut attaquée de manie ; celle-ci, voyant qu'on ne voulait pas la satisfaire, se mit au lit et aurait peut-être fait une grave maladie, lorsqu'un médecin consulté prescrivit la cravache comme le seul remède contre cette vésanie : seulement il recommanda de ne frapper que sur les fesses, à tout autre endroit, c'eût été dangereux. Le mari se résigna donc à exécuter la prescription du docteur, et, profitant d'un accès de mauvaise humeur de sa femme, il saisit sa cravache et lui en appliqua une bonne volée sur la région indiquée. De ce moment la jeune épouse fut complétement satisfaite et guérie. »

Nous terminerons en citant quelques passages d'une lettre sur les envies, insérée dans le *Spectateur* du siècle passé :

« Ma femme est, à chaque grossesse, assaillie d'envies les plus extravagantes et malheureusement des plus ruineuses : tantôt c'est un coupé et des chevaux bais qu'elle désire ; tantôt c'est un magnifique service en porcelaine du Japon et le renouvellement complet des meubles de son appartement ; pour peu que ses envies se fussent renouvelées, ma fortune n'aurait pu y suffire. Par bonheur, dans sa troisième grossesse, l'essor de sa fantaisie se rabattit sur un pâté de venaison, puis sur une vieille peau de maroquin, dont elle dévora une partie. Une autre fois elle se mit à genoux pour arracher à belles dents les oreilles d'un cochon de lait qui tournait à la broche. Je satisfais de bon cœur aux envies de son palais et je ne me plaindrais même pas s'il fallait qu'elle se nourrît de pois verts en avril, de cerises en mai ou d'abricots en juin ; mais, ce qui me désole, c'est qu'elle mange du plâtre sous prétexte que la peau de son enfant en sera plus blanche, et qu'elle veut que j'en mange avec elle, ce que je ne saurais lui accorder. Hier matin, en revenant de la campagne, elle vit une troupe de corbeaux qui déjeunaient de si bon appétit sur une charogne, qu'elle eut une envie insurmontable d'en avoir sa part. Elle ordonna au cocher d'arrêter les chevaux et le pria instamment d'aller lui en couper un morceau, ce que le cocher exécuta pour lui complaire. Arrivée au logis, elle donna dessus avec tant d'ardeur, qu'elle semblait plutôt dévorer que manger; c'était hideux à voir.

« Je ne sais sur quoi tombera sa première envie; mais je crains que ce ne soit sur des choses dispendieuses ou dégoûtantes. S'il y a quelques moyens de combattre les envies extravagantes de femmes enceintes, hâtez-vous mon ami, de me les faire connaître. Je vous avoue que si j'étais à me remarier, j'exigerais que, dans le contrat de mariage, on insérât une clause qui rendît le père garant des envies de sa fille. »

Il faut avouer aussi que la plupart des femmes enceintes ont des envies, parce qu'elles croient que c'est bon genre d'en avoir. D'ailleurs, il suffit généralement de faire appel au sentiment maternel pour les faire disparaître.

CHAPITRE VII

DES FRAUDES CONJUGALES

Nous avons ici à parler de coutumes qui se sont introduites chez les nations civilisées, coutumes anti-hygiéniques et immorales, et d'autres plus fâcheuses qu'elles nuisent non-seulement à ceux qui les pratiquent, mais encore aux générations futures. Toutes ces habitudes, qui ont pour but d'empêcher le sperme d'arriver à l'utérus, ont pour point départ, chez les uns, la crainte de procréer, chez les autres — les femmes surtout — la peur que la grossesse et l'enfantement ne compromettent leurs charmes, chez d'autres enfin, le dévergondage de l'imagination. Quel que soit ce point de départ, nous n'hésitons pas à qualifier ces manœuvres de coupables, et à les condamner hautement. Nous n'avons pas l'intention de les décrire, car ce serait salir inutilement notre plume : le lecteur qui les connaît sait à quoi s'en tenir, et celui qui les ignore doit se garder de les connaître. Nous nous bornerons à indiquer les résultats déplorables de l'*onanisme conjugal*, et à les examiner ensuite au point de vue de la morale.

C'est la Genèse qui, pour la première fois, mentionne, à propos d'Onan, la souillure du lit conjugal à l'aide des manœuvres dont nous venons de parler : *Semen fundebat in terram, ne liberi nascerentur, et idcirco percussit eum Dominus, quod rem detestabilem faceret.*

L'homme qui se livre au coït dans des conditions normales éprouve après l'acte génésique un bien-être semblable à celui qui résulte de la satisfaction d'un besoin impérieux. L'homme qui, au contraire, interrompt la fonction par des artifices calculés, éprouve une fatigue, un abattement complet, accompagné d'une tristesse générale et prolongée. Le collapsus dans lequel il tombe le tient presque toujours dans un état de demi-syncope qui s'étend parfois jusqu'à une heure; la femme se ressent aussi de ces manœuvres : il n'est pas rare de la voir en peu de temps arriver à un dépérissement manifeste par suite d'accidents nerveux se produisant chez elle à peu près sans relâche.

Il suffit de parcourir les salles d'hôpitaux, où languissent et s'éteignent dans la pourriture des êtres hideux, n'ayant plus que la forme humaine, pour se convaincre que l'acte du coït souvent répété dans des conditions

anormales, amène des conséquences désastreuses ; si
l'on avait ces images gravées constamment dans la
mémoire, il est probable que ce vice disparaîtrait bientôt du globe.

Quelques femmes, avons-nous dit en commençant ce
chapitre, craignent la grossesse et l'enfantement qui
nuiront à leurs charmes. Qu'elles ne s'illusionnent pas :
la stérilité volontaire qu'elles provoquent en se livrant à
un coït anormal, sera pour elles une source abondante
de regrets. Des névropathies en grand nombre, des trou-
bles provenant de l'innervation utérine, des polypes,
des squirrhes de la matrice, en un mot, des dégénéres-
cences de cet organe, des symptômes hystériques remar-
qués chez les femmes mariées presque aussi souvent
que chez les vierges, tiennent aux habitudes vicieuses
que les maris ont contractées dans leurs rapports conjugaux. D'ailleurs, « il n'est point difficile de concevoir le
degré de perturbation qu'une semblable pratique doit
exercer sur le système génital de la femme, en provo-
quant des désirs qui ne sont point satisfaits ; une stimu-
lation profonde retentit dans tout l'appareil ; l'utérus,
les trompes et les ovaires entrent dans un état d'orgasme,
l'orage n'est pas apaisé par la crise naturelle : une
surexcitation nerveuse persiste. Il se passe alors ce qui
aurait lieu si, présentant des aliments à un homme
affamé, on les retirait brusquement de sa bouche, après
avoir ainsi violenté son appétit La sensibilité de la
matrice, tout le système de la reproduction sont tiraillés

en sens contraire. C'est à cette cause, trop souvent mise en action, que l'on doit attribuer ces névroses multiples, ces bizarres affections qui ont pour point de départ le système génital de la femme. Notre conviction à cet égard repose sur un assez grand nombre d'observations. Il y a plus, les rapports moraux entre les époux subissent des changements fâcheux ; cette affection fondée sur une estime réciproque, s'efface peu à peu, par la répétition d'un acte qui pollue l'alcôve conjugale ; de là certaines aigreurs, certains ressentiments profonds qui, grossissant peu à peu, déterminent ces ruptures scandaleuses dont le vulgaire ignore presque toujours le véritable motif [1]. »

On voit par là que sous le rapport physique et sous le rapport moral, on arrive aux plus fâcheux résultats.

Certaines personnes se figurent accomplir un devoir en tâchant de réduire leur progéniture, sous prétexte que la naissance d'un grand nombre d'enfants leur serait une charge trop pesante. « Il appartient à la science, dit le docteur Mayer, d'éloigner les fléaux qui déciment périodiquement notre espèce, en leur enlevant leur raison d'être, une augmentation trop brusque de la population.

« L'opinion qui a cours dans le monde, et parmi toutes les classes de la société, indistinctement, sur la

---

[1] Francis Devay, *Traité spécial d'hygiène des familles.*

sainteté et l'obligation du mariage, aura une influence qui paralysera longtemps encore toutes les mesures préventives qu'on pourrait préconiser. Comment, en effet, des conseils de prudence seraient-ils accueillis par ces hommes qui croient payer une dette à la société, en lui laissant des enfants, dussent-ils même demeurer à sa charge ? Ces gens-là ne reconnaîtront jamais qu'ils commettent un acte coupable, en se mariant avant d'avoir préparé ce qui est nécessaire à l'entretien d'une famille[1]. »

Puis, ce même auteur, pour justifier ces idées, s'appuie sur la comparaison suivante, empruntée à Malthus :

« Supposons qu'on dise à un fermier établi sur des terres de pâturage, de garnir sa terre de bestiaux, parce que c'est le vrai moyen d'accroître ses profits : tout le monde conviendra qu'on lui donne un fort bon conseil. Mais, si, pour le suivre, ce fermier augmentait le nombre de ses bêtes au point de ne pouvoir les nourrir, et qu'elles fussent en conséquence amaigries et affamées, il aurait tort sans doute et ne devrait s'en prendre qu'à lui-même. Lorsque ceux qui le dirigeaient lui parlaient de garnir ses terres de bestiaux, ils entendaient évidemment parler de bêtes saines et en bon état, et non de bêtes fort nombreuses, mais souffrantes, et qui ne trouveraient point d'acheteurs. L'expression qu'ils employaient

[1] *Rapports conjugaux.*

n'indique aucun nombre absolu. Garnir une ferme de bestiaux, c'est agir selon la grandeur de la ferme et selon la richesse du sol, qui comportent chacune un certain nombre de bêtes. Le fermier doit désirer que ce nombre absolu croisse. C'est vers ce but qu'il doit diriger tous ses efforts. Mais on ne pourrait pas envisager comme un ennemi de l'accroissement des troupeaux celui qui ferait sentir aux fermiers que c'est une entreprise vaine et contraire à leurs intérêts, de prétendre augmenter le nombre de leurs bestiaux, avant d'avoir mis leurs terres en état de les nourrir. »

Toutes les raisons invoquées par les partisans de ce système, — *que le Créateur a dû vouloir que la terre fût peuplée, mais qu'il n'a pas voulu qu'elle se couvrît d'une population chétive, misérable et vicieuse;* —que la science doit être appelée à corriger la nature; — qu'on ne doit pas procréer pour condamner sûrement des générations à la misère; — que l'hygiène y trouverait son compte etc., etc., toutes ces raisons, dis-je, doivent être souverainement condamnées au point de vue de la morale. Que ceux qui craignent de ne pouvoir nourrir leurs enfants, de les voir languir et périr de privations redoublées — ce qui, à la rigueur, peut arriver dans notre société, car nous n'en sommes pas encore à l'idéal — s'occupent de perfectionner l'homme individuel et l'homme social par l'instruction largement répandue sur tous indistinctement, et qu'ils s'occupent un peu moins des idées du Créateur sur notre compte ; chacun y trouvera son profit. Nous le répétons encore, l'instruction seule, l'instruction démocratique, peut nous améliorer. Rappelons-nous à ce sujet cette belle croyance qui avait cours dans l'école de Platon : L'homme ne pèche que par ignorance.

Dans l'antiquité, plusieurs peuples, il est vrai, employaient pour empêcher la fécondation, divers artifices, au nombre desquels étaient principalement l'avortement et l'exposition ou la destruction de l'enfant au moment de la naissance ; ainsi, nous voyons cette coutume répandue chez presque tous les Grecs, et particulièrement chez les Athéniens, où le nouveau-né était déposé aux pieds du père, jusqu'à ce qu'il eût statué sur son sort. Même chose avait lieu chez les Norwégiens, en Chine, au Japon, dans les îles de la mer du Sud, à Otahiti, à Madagascar, chez les Péruviens et les sauvages du nord de l'Amérique, etc.. etc. Cependant, d'autre part, nous savons, dit le docteur Mayer, que « la stérilité et le célibat étaient chez les Hébreux une sorte d'opprobre et une cause d'exclusion des assemblées du peuple. Chez les premiers chrétiens, c'était une cause d'inaptitude aux charges publiques et aux fonctions de la magistrature. Les Romains allaient plus loin encore, puisqu'ils n'acceptaient point le témoignage des célibataires, et qu'ils couronnaient solennellement les citoyens qui avaient montré assez de vertu pour contracter plusieurs mariages successifs. Les Spartiates leur interdisaient le théâtre et avaient même institué une fête où les célibataires étaient fouettés par des femmes, sur la place publique.

« En Allemagne, leur succession était autrefois dévolue à l'État, et dans les cités impériales, de même qu'en Suisse, ils ne pouvaient exercer aucune fonction publique. Dans le Maryland, ils étaient soumis à un impôt spécial, et chez les Chinois et les Hindous on regarde comme une honte de ne point se marier [1].»

Valère Maxime nous apprend en outre que les Romains ne pouvaient se marier sans déclarer positivement qu'ils étaient dans l'intention de procréer. La femme convaincue de fraude dans le coït était réputée infâme, et ne pouvait expier son crime qu'en assistant, les cheveux épars et les fesses nues, au sacrifice d'un bouc.

La perversité des mœurs est une cause qui détourne du mariage et des charges qu'il impose : aussi, dans les derniers temps de Rome, cette institution courut de grands périls ; Auguste fit, mais inutilement, une série de lois pour les remettre en honneur : les femmes ne se faisaient alors aucun scrupule de se débarrasser de leur grossesse qui contrariait leurs goûts pour la débauche.

[1] *Rapports conjugaux.*

CHAPITRE VIII

DE L'IMPUISSANCE

I

Il y a impuissance toutes les fois qu'il y a impossibilité constante ou momentanée de se livrer à l'acte du coït. L'impuissance ne doit pas être confondue avec l'*anaphrodisie* ou *frigidité* en amour : cette dernière affection laisse dans une absence complète de désirs vénériens, tandis que, dans la première, il y a désirs vénériens, mais impossibilité physique de les satisfaire.

L'impuissance se rencontre plus fréquemment chez l'homme que chez la femme, et cela se comprend : la femme est toujours disposée à recevoir, sauf l'absence ou l'occlusion du canal vulvo-utérin : l'homme ne peut pas toujours introduire, l'érection lui fait parfois défaut.

Quand l'impuissance est *absolue*, c'est-à-dire quand elle provient de l'absence de l'organe copulateur, d'imperfections graves ou de l'âge, il n'y a aucun remède à indiquer. Au contraire, quand l'impuissance est *temporaire*, c'est-à-dire que les organes génitaux existent dans leur complète intégrité, elle peut être combattue avec succès.

Nous ne nous occuperons ici que de l'impuissance temporaire.

Les principales causes qui amènent cette impuissance sont : l'abus des plaisirs vénériens ou la continence prolongée, — les travaux intellectuels continus, — la trop grande vivacité de l'imagination, un amour excessif, etc.

Que de fois n'a-t-on pas vu l'homme attendant avec la plus grande impatience l'heure du rendez-vous, et demeurer impuissant quand il se trouve dans les bras de celle qu'il aime! Montaigne cite au commencement de ses *Essais* cette observation qu'il avait déjà faite, et Fodéré nous en donne l'explication. Pour que le coït soit bien exécuté, dit-il, il faut la confiance dans ses forces, la tranquillité, le secret et beaucoup de complaisance du côté de la femme; il est supprimé ou se fait très-mal si l'on se défie de soi, s'il y a crainte, bruit, jalousie, répugnance, etc.

Les moqueries de la femme peuvent frapper d'une inertie complète l'homme qui se prépare à l'acte générateur; la crainte de la raillerie éloigne alors l'homme de la femme : auss ne saurions-nous trop répéter aux fem-

ies mariées qu'en agissant ainsi elles commettraient la
lus grande des fautes, car elles éloigneraient par là
homme de son ménage, et le pousseraient à chercher
lleurs la satisfaction de ses désirs.

L'impuissance est souvent amenée par le dégoût qu'in-
ire à l'homme la malpropreté des parties génitales de
femme; l'abandon, l'infidélité résultent souvent de
tte cause qui provoque chez l'homme un vif sentiment
: répulsion.

Enfin, nous pouvons citer comme causes de l'impuis-
nce les pertes séminales, d'où une faiblesse, une ato-
e complète des organes génitaux, ainsi qu'on peut le
marquer chez ceux qui se livrent à la masturbation.
s pertes deviennent de plus en plus fréquentes, ont
u à la moindre excitation, au moindre frottement des
rties génitales, au plus léger mouvement, et finalement,
ndant le sommeil; on comprend dès lors l'abattement,
prostration, l'épuisement qui en résulte pour le corps
main.

TRAITEMENT DE L'IMPUISSANCE

L'impuissance provenant de la crainte, de la honte, de
timidité, d'une imagination faible, crédule, supersti-
use, demande un traitement entièrement moral; l'in-
ence détruite, l'impuissance cesse.

Quand l'impuissance a pour cause la fougue des désir
la concentration excessive de l'activité nerveuse au ce
veau, etc., il faut prendre des habitudes compléteme
opposées, le voyage, les distractions, le repos de l'espri
la fatigue du corps : s'astreindre à un régime alimentai
doux et rafraîchissant, faire usage d'émulsifs, de boisso
calmantes, et même s'éloigner pendant un temps plus c
moins long de l'objet aimé.

Si, au contraire, l'impuissance est due à l'atonie d
organes génitaux, il faudra réveiller le système génit
engourdi par un régime substantiel, viandes rôties, g
latines, poissons, truffes, etc., — par des exercices ph
siques prolongés, tels que chasse, équitation, escrim
gymnastique, — par des douches d'eau et de vapeur, d
frictions, des lotions d'eau salée sur les reins, dans l'in
térieur des cuisses et sur les parties génitales.

L'électricité a été aussi employée, surtout au siècl
dernier, contre l'impuissance, et avec succès dans certain
cas par différents médecins célèbres de France, d'Angle
terre, d'Italie et d'Allemagne. Malheureusement, cett
méthode est tombée un peu en discrédit chez la médecin
moderne, soit que les expériences faites ne présentassen
pas un caractère de généralité assez grand, soit par l
défaut de connaissances suffisantes des différentes pro
priétés des agents électriques, soit enfin parce que plusieurs personnes, entre autres le docteur Graham, de
Londres, ont mêlé le charlatanisme à la science. Pour
nous, nous avons la ferme conviction que l'électricité

est appelée plus tard à rendre de grands services.

La flagellation et l'urtication sont employées aussi comme moyens hygiéniques et thérapeutiques.

II

Le meilleur instrument pour la flagellation est sans contredit celui qui est usité en Russie : nous voulons parler des *verges de bouleau;* il ne produit qu'une excitation passagère, et ne laisse pas de meurtrissures comme le fouet à bouts de corde ou à lanières de cuir qui cingle trop lourdement. Les parties qu'on doit flageller sont les reins, les jambes et les fesses. Cette opération doit être faite d'abord légèrement, puis de plus en plus fort, jusqu'au moment où on obtient le résultat voulu. Il est préférable de se faire flageller au sortir du bain, et surtout par une femme; l'effet produit est toujours plus satisfaisant.

La flagellation était connue des anciens : les Grecs et les Romains s'en servaient surtout à l'époque des saturnales : les deux sexes se fouettaient mutuellement avec ardeur, afin de mieux accomplir l'acte du coït.

Les médecins Hippocrate, Galien et autres obtinrent des cures merveilleuses par ce procédé.

Pétrone nous apprend que la flagellation et l'urtication étaient en usage parmi les débauchés de Rome qui perdaient leurs forces génitales épuisées par les orgies

L'anatomiste Meïbomius composa un poëme sur la flagellation dans lequel il vante aux impuissants l'emploi du fouet comme remède souverain pour leur rendre leurs forces viriles.

Campanella nous cite un seigneur qui se faisait flageller par son domestique avant d'accomplir ses devoirs conjugaux, et qui entrait en grande colère contre lui, lorsque par respect pour sa personne, il se relâchait de son ardeur.

Au milieu du treizième siècle, on vit apparaître la flagellation dans le culte catholique. Un certain Rainier, dont, par parenthèse, on fit un saint à l'époque, crut pouvoir désarmer la colère de Dieu en se fouettant; immédiatement une foule de catholiques tint à honneur de suivre ce bel exemple, à tel point que les verges manquèrent en peu de temps. Saint Dominique, dit l'*Encuirassé*, laissa les autres bien loin derrière lui, car il se fouettait non-seulement pour son compte, mais encore pour celui des autres. On a calculé, à la fin du dix-septième siècle, que le nombre de coups de fouet qu'il s'administrait pouvait être évalué à trente mille par jour; aussi la tradition nous rapporte-t-elle que la peau du saint devint aussi noire que celle d'un nègre

Heureux le peuple qui vivait en ce temps-là! On lui rachetait ses péchés sans qu'il lui en coûtât beaucoup. Aujourd'hui il est peu probable qu'il se rencontrerait un grand nombre de personnes montrant assez de dévouement

pour racheter à ce prix-là les péchés des autres ; mais
il faut avouer que l'Église ne tarda pas à se montrer
moins sévère dans la personne de Clément VI, qui dé-
fendit expressément les flagellations publiques, comme
scandaleuses[1]. L'Église eut raison : le système des
indulgences produit le même effet, et il est moins dur pour
les personnes pieuses. Bien plus, elle a fait acte de prudence, car l'autorité civile interviendrait probablement
au milieu de ces saintes démonstrations, et le dévot
personnage qui s'y livrerait aujourd'hui courrait grandement le risque d'aller les terminer à Charenton.

11

Les effets de l'urtication sur la peau sont immédiats :
on voit naître instantanément sur la partie piquée ou
fouettée par l'ortie des vésicules blanches ; une démangeaison extrême se développe, et tout autour des vésicules, devenus rouges en peu de temps, naît une chaleur
insupportable. Ce phénomène est simplement produit
par les poils dont l'ortie est recouverte et qui entrent

[1] Malgré des défenses renouvelées, la flagellation secrète
continua longtemps encore.

dans la peau en laissant une liqueur caustique qui se trouve renfermés dans des glandes situées à l'extrémité de ces poils.

La flagellation agit donc extérieurement, et le sang n'afflue à la peau qu'après nombreuses percussions; l'urtification, au contraire, agit intérieurement par l'irritation que produit le liquide sécrété par l'ortie et qui s'introduit dans la peau. On prend généralement des orties vertes et aussi fortes que possible, puis on frappe sur la partie très-vite et en tous sens jusqu'à ce qu'une cuisson brûlante se manifeste ; quand l'opération est bien faite, l'érection se produit presque toujours; il est vrai que d'abord elle n'est souvent que passagère, mais, pour la rendre de plus longue durée, il ne s'agit que de recommencer souvent la même opération.

Nous terminerons ce chapitre par quelques considérations sur l'impuissance des vieillards. Nous avons dit, en commençant, que cette impuissance est sans remède : en effet, sauf quelques rares exceptions (un peu plus tôt chez les uns, un peu plus tard chez les autres), la décadence génitale arrive chez l'homme de soixante-cinq ans au terme de l'existence; et cela, parce que, à partir de cette époque, les organes génitaux s'atrophient peu à peu, et que le pénis n'est plus apte à la copulation. On comprend dès lors, en présence de pareils phénomènes, qu'il n'y a pas possibilité de rendre une vigueur quelconque aux organes génitaux ; tout est bien fini. Si nous nous appesantissons là-dessus, c'est qu'il arrive à certains vieillards de demander aux aphrodisiaques le réveil d'une fonction éteinte désormais pour toujours. Qu'ils retiennent bien ceci : tous les remèdes du monde n'aboutiraient qu'à hâter l'heure de la mort, et quelquefois dans des conditions terribles!

IX

DE LA STÉRILITÉ

On appelle *stérilité* l'impossibilité où se trouvent l'un et l'autre sexe de perpétuer l'espèce.

Dans l'antiquité on considérait cette infirmité comme un opprobre, et les lois allaient jusqu'à ordonner le divorce des unions stériles. Les femmes faisaient bon marché de leur pudeur, et exécutaient strictement tout ce que les prêtres exigeaient d'elles pour obtenir la fécondité, même les choses les plus dégoûtantes. Chez les Hébreux la stérilité était une honte : on la considérai comme une punition du ciel. Dans l'Inde et dans l'Égypte, les hommes abreuvaient d'humiliations les femmes dont l'union demeurait inféconde ; et, si nous jetons un coup d'œil rétrospectif sur notre société, nous n'aurons pas besoin de remonter un nombre d'années considérable pour retrouver un tas de pratiques superstitieuses auxquelles s'adonnaient les femmes stériles : amulettes portés au cou, à la ceinture, attachées aux différents endroits du corps, neuvaines, vœux, pèlerinages, etc. Tel ou tel saint, suivant les localités, avait la réputation de guérir la stérilité ; on lui apportait de riches offrandes, et nous devons ajouter que souvent la femme, pour peu qu'elle fût bien conformée, revenait fécondée de son pieux pèlerinage. Nous laissons à nos lecteurs le soin d'expliquer le fait : nous nous bornons à le constater.

Les causes qui engendrent la stérilité sont de deux sortes ; ou elles proviennent de l'absence d'un ou plusieurs organes du système génital, tels que manque de testicules, de vésicules séminales chez l'homme, d'ovaires dans la matrice chez la femme ; ou elles sont dues à des imperfections ou à des maladies. Dans le premier cas, la stérilité est et sera toujours forcée ; dans le deuxième, la médecine ou la chirurgie peuvent y porter remède.

Parmi les différentes causes de stérilité, nous citerons les principales.

Chez l'homme :

L'atrophie des testicules et leurs diverses maladies (hydrocèle, etc.) ;
Les pertes séminales ;
Les maladies de la prostate ;
Les imperfections du membre viril ;
L'obésité ;

L'atonie et la paralysie des muscles éjaculateurs, etc., etc.

Chez la femme :

Les maladies des ovaires ;

La longueur anormale du clitoris ;

L'étroitesse du vagin ou son excessive largeur ; son oblitération ;

Les hémorrhagies utérines ;

Les flueurs blanches excessives, etc., etc.

Chez les deux sexes :

La masturbation, l'âge et le tempérament.

Il nous est impossible d'indiquer un traitement spécial pour les différentes causes qui produisent la stérilité chez l'homme et la femme ; outre que la science a encore de nombreux mystères à éclaircir, la place nous ferait défaut dans ce volume ; nous nous contenterons donc d'exposer les principales mesures hygiéniques à prendre dans certains cas.

X

MESURES D'HYGIÈNE INDISPENSABLES A PRENDRE POUR COMBATTRE CHEZ L'HOMME LES DIVERSES AFFECTIONS OU IMPERFECTIONS DES ORGANES GÉNITAUX.

Atrophie des testicules. — L'atrophie des testicules, lorsqu'elle n'est pas le résultat d'un vice organique, se combat avec succès par des demi-bains stimulants, des liniments ammoniacaux et cantharidés, des fumigations aromatiques, mais surtout par l'exercice de l'organe quand la maladie est due à une continence très-prolongée; car, par défaut d'activité, un organe quelconque ne s'acquitte plus d'abord de ses fonctions, ou tout au moins ne s'en acquitte que d'une façon imparfaite jusqu'au moment où arrive la cessation complète de ces mêmes fonctions. L'hydrocèle. et autres maladies de ce genre, occasionnant l'atrophie des testicules, peuvent nuire à la copulation : il faut recourir dans ces cas à l'habileté de la chirurgie pour obtenir une guérison.

Pertes séminales. — Les pertes séminales constituent toujours une affection sérieuse dont il faut s'occuper assidûment ; elles proviennent généralement de l'abus du coït ou de la masturbation, qui amènent en peu de temps une grande faiblesse des organes de réception et d'émission du sperme. Ces pertes ont lieu à chaque instant, en urinant, en allant à la selle, au milieu du sommeil, et cela sans qu'on puisse s'en apercevoir. Consulter alors un médecin est chose très-urgente.

Quand les pertes séminales sont dues à d'autres causes, telles que continence absolue, constipation, occupations sédentaires, etc., il suffit de faire disparaître la cause pour faire disparaître le mal.

Les maladies de la prostate, telles que rétrécissements, polypes, et les imperfections du membre viril demandent le concours de la chirurgie.

Obésité. — L'obésité a besoin d'un traitement hygiénique ; dans cette maladie, qui est un signe de stérilité pour le règne animal comme pour le règne végétal, il y a abondance des sucs nutritifs dans le tissu graisseux : le traitement se ramène donc à distribuer ces sucs autant que possible d'une façon égale sur tout le corps.

Atonie et paralysie des muscles éjaculateurs. — Cette affection exige un traitement interne tonique et des frictions stimulantes poussées à un haut degré.

XI

MESURES D'HYGIÈNE INDISPENSABLES A PRENDRE POUR COMBATTRE LES CAUSES DE LA STÉRILITÉ CHEZ LA FEMME.

Les différentes affections qui amènent la stérilité chez la femme sont plus nombreuses que chez l'homme, par cela même que son appareil génital a une plus grande étendue.

Maladies des ovaires. — Les maladies des ovaires demandent les soins d'un médecin spécial ; car les femmes qui ont les ovaires atrophiés ou à l'état rudimentaire perdent bientôt le caractère féminin : la barbe pousse, la voix devient grave, les règles cessent, les seins disparaissent ; en un mot, ces femmes se *virilisent.*

Du clitoris. — La longueur démesurée du clitoris e:
aussi une cause de stérilité, quoique une bonne conformation des autres parties de l'appareil génital permette
à la femme de concevoir ; en général, le développemen
anormal de cet organe rend la femme froide, indifférent
aux caresses de l'homme, dont elle finit bien'ôt pa
prendre les goûts, par contracter les habitudes. Elle
des maîtresses et se montre ordinairement d'une jalousi
exagérée. Sapho, Éléphantis, Cottylo, etc., avaient c
vice de constitution. Lucain, Juvénal, Plaute et d'autre
auteurs nous parlent de femmes de ce genre. Elles fu
rent connues sous le nom de *tribades,* de *titilleuses,* d
frotteuses, de *gratteuses.* Au moyen âge, l'Italie et l
France les appelèrent aussi *frotteuses* et *ribaudeuses*
Toutes se livraient à des jeux lascifs sans pareil, s'atta
quaient aux filles et aux femmes mariées, sans pouvoi
assouvir d'une façon complète leur soif de débauche
Mais, en général, l'histoire nous montre que la suppres
sion du clitoris ramène ces femmes aux goûts et aux dé
sirs pour lesquels elles sont nées.

L'inertie du clitoris et la non-dilatation du col de l
matrice produisent également la stérilité ; de même qu
le pénis flasque réduit l'homme à l'impuissance, de mêm
il faut que le col de la matrice s'entr'ouvre pour laisse
passer le sperme, afin de diriger les zoospermes dan
l'endroit où a lieu la fécondation des ovules.

Si l'inertie est la cause principale de la stérilité che
les organes génitaux féminins, on peut la combattre ave

uccès par des bains de mer, des frictions irritantes sur
c bas-ventre, et surtout par une alimentation tonique.

L'*étroitesse excessive du vagin* provenant d'indura-
ion des parois vaginales empêche la libre introduction
lu pénis et devient une cause de stérilité. On se sert,
iour remédier à cet état, de pessaires en caoutchouc ou
'aits avec une éponge *ad hoc:* cette éponge se gonfle en
ibsorbant l'humidité du vagin, et en peu de jours amène
a dilatation qu'on désire. Un bain suffit pour pouvoir
'etirer l'éponge.

Les *oblitérations* du canal vaginal, empêchant plus ou
moins le coït, peuvent également nuire à la fécondation;
il en est de même de l'*excessive largeur du vagin*, surtout lorsqu'il est baigné de flueurs blanches : il faut user
alors de lotions astringentes.

Les hémorrhagies utérines et, en général, toutes les
affections de l'utérus, amènent la stérilité dans un ave-
nir plus ou moins éloigné : on doit donc recourir le plus
tôt possible à l'art médical.

Quant aux flueurs blanches, nous en avons déjà parlé,
nous n'y reviendrons pas (voy. ch. v).

XII

HERMAPHRODISME

L'hermaphrodisme est presque toujours une cause de stérilité.

Malgré l'affirmation de quelques physiologistes, il n'existe pas d'hermaphrodite complet : on peut les appeler, comme on a déjà fait, des hommes et des femmes manqués. Les uns offraient au milieu du scrotum une fente verticale simulant la vulve, et manquaient de testicules ; les autres étaient pourvus d'un clitoris énorme, susceptible d'érection violente, et le repli membraneux formant les petites lèvres retombait de façon à faire croire à l'existence de testicules. Suivant que l'un ou l'autre cas se présentait, on a divisé les hermaphrodites en mâles et en femelles. Les hermaphrodites femelles ont les formes masculines très-prononcées et sont presque toujours stériles, tandis que les hermaphrodites mâles hommes imparfaits, dont les testicules sont restés dans le ventre, ne gardent les formes féminines et ne languissent dans l'impuissance que jusqu'au jour où un effort de la nature jette hors du ventre les testicules.

Ambroise Paré raconte l'histoire d'une jeune fille de seize ans, nommée Marie Germain, qui, en sautant un fossé, devint un homme. Montaigne, passant par Vitry, entendit les jeunes filles du canton chanter une chanson très en vogue, où l'on prêchait de ne faire ni sauts ni enjambées un peu grandes, sous peine de devenir garçons comme Marie Germain.

XIII

AFFECTIONS ÉROTIQUES

Nous avons encore à parler de l'*érotomanie*, de l'*hysté-rie*, du *priapisme*, du *satyriasis* et de la *nympho-manie* [1], affections érotiques considérées comme cause de stérilité.

L'individu atteint d'érotomanie, ou délire érotique, se passionne pour un objet réel ou idéal, il est ordinaire-ment chaste dans la manifestation de sa passion. Le siège de cette affection est dans le cerveau. Comme trai-tement, nous pouvons conseiller d'employer le mariage. ou de faire naître une passion sans danger, musique, peinture, etc.

L'hystérie, appelée aussi *vapeurs, attaques de ner*

[1] On a aussi donné le nom d'œstromanie à ces deux der-nières affections.

paraît à l'âge de la puberté, et disparaît le plus souvent vers le retour. Le siége de la maladie est dans la matrice qui est en proie à l'excitation. Les excès vénériens, les désirs comprimés, etc., etc., peuvent amener l'hystérie.

L'hystérie provenant d'une imagination déréglée exige un traitement moral ; si elle provient des désirs vénériens, elle est presque toujours guérie par le mariage.

Le priapisme est une érection violente et permanente du membre viril, qui procure de grandes douleurs dans le coït. Cette affection provient d'une maladie du cervelet, ou de l'usage de potions phosphorées ou cantharidées : elle est toujours excessivement grave.

Le satyriasis consiste dans une irritation constante des parties génitales, et dans une lubricité qui demande toujours à être satisfaite. Une continence trop longue, la vue de choses lascives, provoque cette affection qui est souvent mortelle.

La nymphomanie, ou fureur utérine, est à la femme ce que le satyriasis est à l'homme ; aussi les causes qui provoquent le satyriasis provoquent la nymphomanie. Le traitement de ces deux affections est donc le même si elles sont dues à la trop grande activité génitale, il faudra avoir recours aux débilitants; dans le cas contraire, aux fortifiants.

XIV

AGES ET TEMPÉRAMENT

Pour ce qui regarde l'âge et le tempérament, nous nous permettrons les réflexions suivantes :

La faculté de procréer commence généralement avec l'établissement de la menstruation, et cesse avec elle : avant l'apparition des règles, comme après leur disparition, pas de conception possible. Si la femme est mariée trop jeune, elle ne devient mère que quelques années plus tard, quand le système utérin a acquis chez elle tout son développement. Si la femme se marie de trente-cinq à quarante ans, elle reste stérile pour la plupart du temps malgré la vigueur de son mari : cela tient uniquement au défaut d'exercice des organes de la génération ; par conséquent, ce genre de stérilité est facile à faire passer : des boissons ferrugineuses, des lotions toniques et stimulantes sur l'appareil vulvo-utérin arriveront facilement à la combattre.

Pour les tempéraments, la physiologie a établi depuis longtemps que le tempérament lymphatico-sanguin est le plus favorable à la conception et à la procréation. Les femmes froides ou les femmes d'une constitution ardente sont presque toujours stériles; de ces deux tempéraments, le premier par défaut de vitalité, le second, par excès contraire. Le traitement est donc tout indiqué; calmer le tempérament ardent, exciter le tempérament froid, en un mot, rétablir l'équilibre.

XV

L'AGE CRITIQUE CHEZ L'HOMME ET LA FEMME

La faculté de procréer s'éteint chez la femme avec la menstruation : c'est ce moment que la médecine désigne sous le nom de *ménopause*, et qu'on appelle communé· ment *âge critique*, *âge de retour*, etc. Les symptômes qui annoncent à la femme qu'elle est arrivée à cette période de la vie sont différents selon les tempéraments. Chez les unes, le sang menstruel est évacué en plus petite quantité que d'ordinaire, et à époques irrégulières ; chez d'autres, il constitue une véritable hémorrhagie. En général, la femme a des digestions pénibles, des nuits lourdes, accompagnées de cauchemars, des douleurs lombaires, etc. Il est prudent alors de se mettre entre les mains d'un médecin habile, car l'âge critique peut engendrer des maladies sérieuses.

Dans les pays très-chauds et dans les pays très-froids,

l'âge critique arrive entre trente et trente-cinq ans dans nos climats, c'est ordinairement de quarante-cinq à cinquante ans ; mais nous devons ajouter qu'il y beaucoup d'exceptions.

Comme conséquence de la cessation des règles, on remarque chez la femme une grande abondance des suc nutritifs déversés sur le tissu graisseux ; les formes perden peu à peu leur élégance, les seins se flétrissent, l'em bonpoint apparaît, l'expression des yeux varie, le timbre de la voix n'est plus le même ; en un mot, la femme tend à se viriliser. Heureuse la femme qui a su se con quérir le respect et l'estime de tous : elle trouvera dans la famille et dans la société de quoi la dédommager des fiévreuses passions de la jeunesse.

L'homme, de son côté, a aussi son âge critique qui se manifeste par de vains désirs, des regrets, des infir mités ; les maladies qui surviennent alors sont les mala dies des voies urinaires, la goutte, les rhumatismes, les apoplexies, etc. Toutefois on peut dire que la faculté procréatrice se conserve chez lui d'autant plus longtemps que la constitution est plus forte, et que sa santé géné rale est meilleure. Cette faculté procréatrice diminue généralement à partir de la cinquantième année, pour disparaître totalement vers l'âge de soixante-dix ans.

On s'est demandé si l'amour survit, chez l'homme, à l'âge où la fougue des passions est en rapport avec un organisme jeune et robuste. L'affirmative n'est pas chose douteuse : seulement nous remarquerons que ce n'est plus cet amour exalté, qui tient du délire, et qui peut pousser aux actions les plus nobles comme aux actions les plus honteuses ; l'amour du vieillard est calme et réfléchi, capable aussi de le mener à la mort, mais peu à peu, par l'alanguissement graduel de ses facultés.

La femme, au contraire, garde toute sa vie la faculté d'aimer, et parfois, avec toute sa violence, toute son énergie. « Chez les femmes, dit Réveillé-Parise, cette passion se modifie également par l'âge, quoique bien moins que chez les hommes. Voilà pourquoi beaucoup aimer explique toute la femme. Elle aime comme elle vit, comme elle respire ; il semble que chez elle la nature donne un besoin, l'amour ; une affaire, l'amour ; un devoir, l'amour ; une récompense, l'amour. Or elle reste fidèle à cet instinct puissant. En général, on peut diviser la vie des femmes en trois époques. Dans la première elles rêvent l'amour, dans la seconde elles le font, dans la troisième elles le regrettent. L'amour tient tant de place dans la vie d'une femme tendre, il absorbe tellement son temps et ses facultés, le charme idéal dont il l'environne est si puissant, que, lorsqu'elle arrive à l'âge où il faut y renoncer, elle croit se réveiller après un long rêve, et apercevoir pour la première fois les peines et les misères de la vie. Toutefois, cet amour ne fait que changer de forme et de manifestation. Si, à un certain âge, on le sait, quelques femmes portent dans le commerce de l'amitié une grâce, une délicatesse inconnue aux hommes, il ne faut pas s'en étonner : c'est un reste de l'amour. Telle est l'origine de ses liaisons pleines de charme qu'épure déjà la maturité de l'âge, et que colorent, pourtant, les derniers reflets de la jeunesse. Cette faculté d'aimer, tout en se conservant, change donc de forme et surtout d'objet avec le temps.

« L'amour conjugal porté à un certain degré d'exaltation est un des traits particuliers de ce sentiment chez les femmes. On en remarque également qui, douées d'une imagination singulièrement vive et d'une sensibilité extrême, tombent à un certain âge dans *l'amour mystique* et la mélancolie religieuse.

« Voici enfin une dernière remarque sur la passion dont il s'agit : c'est que l'influence de l'âge est beaucoup plus grande sur l'amour physiologique que sur l'amour sentimental, qui a moins besoin de force physique et d'exaltation juvénile. Ces pensées d'amour, ces laves éteintes, dit-on, par le temps, peuvent conserver un reste de chaleur vivifiante pour l'esprit. Il y a des hommes qui, toujours jeunes de cœur et d'imagination, ont pour l'amour une constante dévotion, qui en se prolongeant, semblent ranimer le principe vital au lieu de l'épuiser. On remarque, quelquefois, un attachement pour les femmes qui, dans certains vieillards à tête vive, est bien près de l'amour. Veut-on, d'ailleurs, une frappante différence entre la manière d'aimer du jeune âge et de l'âge avancé? Elle est connue depuis longtemps : c'est que les *grandes folies* appartiennent au premier amour, et les *grandes faiblesses* au second... »

Mais si l'amour seul sollicite impérieusement le vieillard, la puissance virile est rarement en état de répondre aux sollicitations de son cœur. La science nous cite cependant quelques exemples de réminiscence amoureuse chez des hommes parvenus déjà à un âge avancé.

Begon, médecin au Puy-en-Velay, cite un homme de robe, de son temps et de son pays, qui se maria à soixante-quinze ans, mû par un principe de conscience et ne pouvant plus résister à l'éruption tardive, mais violente, d'un tempérament qui l'excitait à l'amour.

Un armurier de Montfaucon, âgé de quatre-vingts ans, sentit tout à coup renaître en lui des forces qu'il croyait à jamais perdues, se remaria, et donna le jour à de vigoureux enfants.

On trouve dans un grand nombre de recueils ce fait curieux, tiré des *Transactions philosophiques*, d'un Anglais nommé Thomas Parr, qui mourut à cent cinquante-deux ans, après avoir passé toute sa vie dans la plus austère frugalité. Cet homme épousa à cent vingt ans une veuve, et accomplit pendant longtemps encore l'acte matrimonial avec une ponctualité dont sa compagne se plaisait à lui rendre justice.

Au rapport de Valère Maxime, Massinissa, roi de Numidée, engendra Méthymate à l'âge de quatre-vingt-six ans.

Félix Plater affirme que son grand'père fit des enfants jusqu'à l'âge de cent ans.

Mais voici une observation bien plus rare qu'on ren-

contre dans l'histoire de l'Académie des sciences. C'es
celle d'un homme du diocèse de Séez, qui épousa à
quatre-vingt-quatorze ans une femme qui en avai
quatre-vingt-trois, et qu'il avait rendue enceinte. Celle-c
accoucha à terme d'un garçon.

L'authenticité de ce fait est irrécusable. Monseigneu
l'évêque de Séez en fit.l'objet d'une communication à
l'Académie.

Il est à remarquer que le vieillard ne sait pas plus que le
jeune homme résister aux jouissances que procure l'amour
et cependant immense est le danger dans le rapprochemen
sexuel : cela tient à plusieurs causes, et l'une des pre
mières, dit Réveillé-Parise, « c'est que l'homme, encor
dans sa verte vieillesse, répugne longtemps à se croire te
qu'il est. Ses souvenirs, presque synonymes de regrets
sont toujours là, dans sa mémoire et dans son cœur
pour le tourmenter, car il jette sans cesse son regard e
arrière, pour contempler à l'horizon lointain cette terr
promise de l'amour et de ses plaisirs, où il serait si dou:
de vivre, s'il était possible d'y rester. Difficilement i
s'accoutume à l'idée que la haute prérogative de pro
création lui est à peu près retirée, et il ne veut s'avoue
à lui-même que le plus tard possible cet état de déca
dence dont l'a frappé la nature. Cette nouvelle manièr
d'être paraît comme injurieuse, comme flétrissante, car i
est bien peu d'individus capables d'accepter la vieilless
sans faiblesse d'esprit, sans trouble de raison. Le temp
blanchit leur tête, sans désenchanter leur esprit. D'ail

leurs, un homme bien constitué, que l'âge n'a pas encore
accablé, éprouve encore des réminiscences perfides et
tentatrices; tout semble jeune en lui, excepté la date de
sa naissance. Ses années sont dépensées, mais non sa
force. Il s'avoue bien que l'aiguillon du besoin n'est pas
aussi pressant qu'autrefois, qu'il ne sent plus cet *excès
de vie*, ce feu, cette ardeur qui jadis embrasaient son sang
et son cœur, mais il ne se croit nullement un athlète,
tellement désarmé qu'il doive renoncer tout à fait à la
lutte et au triomphe, et, comme dit Fénelon, le jeune
homme n'a pas encore été tué chez lui. Beaucoup de
vieux fous, d'étourdis chargés d'années se reconnaîtront
ici : je ne leur demande que d'être sincères. N'est-ce
pas aussi le rôle avilissant de certains fats surannés, dont
les disgrâces en amour sont méprisables et les succès
complétement ridicules? Quelquefois le mal est enraciné
dans les habitudes, et, comme l'a dit un penseur de
notre époque, *le châtiments de ceux qui ont trop aimé
les femmes, est de les aimer toujours*. Il n'y a que des
défaites réitérées, des maladies redoutables, la marche
hâtive et précipitée de la vieillesse, qui apprennent enfin
à l'imprudent ce qu'il devrait savoir depuis longtemps,
que le bien-être et la santé consistent, surtout à la dernière partie de l'existence, dans le juste accord d'un
reste de force, d'une raison éprouvée et d'une sage conduite.

« Un autre motif pousse également certains hommes
qui ont vécu, à de dangereux excès ; ce sont les exemples

des vieillards qui, réellement ou en apparence, conserven
des facultés que l'âge ravit toujours. Aussi, ils les rappel
lent, ils les citent avec complaisance, avec une sorte d
satisfaction intérieure, toujours disposés qu'ils sont à s
ranger dans cette catégorie de prédestinés. Ainsi, l
maréchal d'Estrées se maria, en troisièmes noces, à l'âg
de quatre-vingt-onze ans, et se maria, dit-on, très-*sérieu*
sement; le duc de Lauzun vécut longtemps après avoi
fait des excès de tout genre; le maréchal de Richelie
se maria, en secondes noces, à madame de Roth, à l'âg
de quatre-vingt-quatre ans, et il se maria, dit-on, gaillar
dement et impunément. Alors, comment croire ce qu
dit Bacon, que les débauches de la jeunesse sont des con
jurations contre la vieillesse, et qu'on paye cher, le soi
les folies du matin? On voit qu'il n'en est pas toujou
ainsi, et le vieillard guilleret qui se croit rajeuni pa
quelques désirs cachés sous la cendre, est ravi de s
citer à lui-même de pareils exemples. Cependant, qu
signifient quelques faits isolés et assurément très-rares
Faudra-t-il se guider par de tels exemples, à moins qu'c
n'ait aussi reçu de la nature une de ces constitutio
exceptionnelles dont la salacité érotique ne finit qu'av
lui? Que ce serait une bien fatale erreur! »

Mais ce n'est pas tout; il ne faut pas oublier que l'abu
des plaisirs sexuels peut amener une mort prompte, mên
instantanée; on doit donc, arrivé à un certain âge,
modérer, et d'autant plus que sa constitution est moi
forte. L'abbé Maury disait à son ami Portal : « Je tie

pour certain que, passé cinquante ans, un homme de sens doit renoncer aux plaisirs de l'amour; chaque fois qu'il s'y livre, c'est une *pelletée de terre qu'il se jette sur la tête.* »

Il nous reste à envisager la continence au point de vue moral, et elle est peut-être chez le vieillard un besoin plus impérieux. « Quand vous voyez, dit Réveillé-Parise, un vieillard plein de jugement, doué d'une ferme raison, dont l'esprit éclairé, actif, est encore capable de bien diriger ses affaires, d'être utile à la société, soyez convaincu que cet homme est sage, continent; que la tempérance, si justement appelée *Sophrosyne*, gardienne de la sagesse, chez les anciens, a en lui un fervent adorateur.

« Dans le fait, sa complète liberté morale ne lui est-elle pas acquise? Ne s'est-il pas affranchi d'une violente tyrannie? C'était l'opinion de Cicéron. Voici, dit-il, une bonne réponse de Sophocle à quelqu'un qui lui demandait si, étant vieux, il jouissait encore des plaisirs de l'amour : « *Que les dieux m'en préservent, répondit-il, je les ai abandonnés aussi volontiers que j'eusse quitté un maître sauvage et furieux.* » Certes, un homme qui a pris son parti d'une manière si nette et si ferme, annonce une vigueur morale très-remarquable. Du reste, il faut le dire, cet homme n'a suivi que les indications de la nature.

« Quoi qu'il en soit, les imitateurs de Sophocle n'en seront pas moins dignes de louanges, tant les hommes, sous ce rapport, sont peu disposés au plus léger sacrifice.

Il faut pourtant vous y résoudre, vous que la vieillesse touche de près, et vous qu'elle a déjà atteints. Vous désirez vivre le plus longtemps possible, et avec le moins de douleur possible ; difficile solution du grand problème de l'existence. Eh bien, renoncez à ce qui n'est plus en rapport avec votre âge, avec votre tempérament, avec vos forces ; acceptez de la vieillesse la paix, le repos, la sagesse, en échange des transports et des feux de l'amour. Sachez, d'ailleurs, que, quitter avant de perdre entièrement, est, sous bien des rapports, un article essentiel du *Code hygiénique* des vieillards. »

XVI

DES ALLIANCES ENTRE CONSANGUINS

Il n'est plus douteux aujourd'hui que l'homme ne forme pas un être à part sur la terre, comme il se l'était figuré dans son orgueil jusqu'alors ; l'observation exacte, lente et patiente de la nature, l'étude minutieuse et approfondie des êtres qui peuplent notre globe, nous apprennent que l'homme, par les lois qui régissent son organisation, appartient au règne animal. Bien plus, quelques-unes de ces lois sont les mêmes pour le règne animal et pour le règne végétal : nous voulons parler ici des conditions impérieuses auxquelles est soumise la reproduction des espèces et des individus, et que nul ne peut éluder impunément. Depuis longtemps, le laboureur sait qu'il ne doit pas ensemencer sa terre avec les graines qu'il a récoltées l'année précédente : il vendra son blé et en achètera d'autre à l'époque des *semailles*, sinon son blé dépérira et ne produira plus bientôt que de l'herbe. Le règne animal suit la même loi, et nous ferons voir dans le courant de ce chapitre que les bons effets des accouplements consanguins chez les animaux ne constituent qu'une objection apparente tout à fait spécieuse. Quant à la race humaine, c'est pour avoir méconnu cette grande loi dont nous parlons, qu'elle s'est vue, à différents moments, sujette à une foule de maux qui entraînent le dépérissement, des maladies de toute sorte, et finalement l'extinction d'un grand nombre de ses membres.

Si on consulte l'histoire, on se convaincra facilement que nous émettons ici une proposition vraie, considérée dans son ensemble, non-seulement à propos des alliances prohibées par la loi, mais encore au sujet de ces alliances longtemps multipliées entre les mêmes familles. Qu'on regarde les temps anciens, et l'on verra ce puissant empire d'Égypte, où les souverains se mariaient entre frère et sœur, aboutir en peu de temps, d'énervement en énervement, de dépérissement en dépérissement, à l'abâtardissement des individus jusqu'à leur extinction complète dans la personne de Cléopâtre, devenue femme, au moment où tant d'autres ne sont encore que des enfants. Qu'on jette les yeux sur la noblesse de tous les pays, et c'est en vain qu'on cherchera ces illustres familles dont le nom remplissait la terre, les Guises, les Condés, en France — les Plantagenets, les Stuarts, en Angleterre, —

— les Manriques, les Albuquerques, en Espagne, etc.
Tous ces noms sont éteints aujourd'hui, et si l'on peut
encore retrouver de nos jours la trace de quelques-uns,
ce n'est qu'à l'aide de mille et mille subterfuges qu'ils
se sont conservés, qu'au moyen d'arrangements consentis
par des princes complaisants, tels que substitutions sans
cesse répétées, transmission du nom par les femmes,
dans les familles étrangères, etc. Combien de familles
nobles, existant encore dans le monde à l'heure qu'il
est, peuvent dire qu'elles sont pures de tout expédient
de ce genre! *Toute aristocratie qui se renferme en
elle-même — dit Niehbur — sans remplacer les maisons qui s'éteignent, se consume et meurt ; si elle est
sévère sur l'égalité des mariages, cela se fait avec
une grande rapidité.*

Cette question des alliances entre consanguins a été
dans ces dernières années l'objet d'une controverse sérieuse dans la presse et dans les académies. Toutefois,
quoique la plupart des auteurs modernes soient d'accord, au point de vue de la progéniture, sur les dangers
des mariages entre consanguins, on trouve cependant
chez eux une diversité d'opinions assez considérable. La
chose est d'autant plus naturelle qu'on ne se contente
plus aujourd'hui de simples affirmations, de théories
plus ou moins ingénieuses, mais qu'on désire par-dessus
tout des faits recueillis en grand nombre, dans des circonstances différentes, dans des climats divers, à des
époques déterminées, et dont l'analyse exacte et minu-

tieuse des détails permette de baser, d'asseoir une opinion tout à fait certaine.

Et d'abord, une cause d'erreur à éliminer, c'est la confusion qu'on a dû commettre plus d'une fois entre les effets de la consanguinité et ceux de l'hérédité ; il est évident alors que les conclusions auxquelles on est arrivé, en attribuant à la parenté ce qui tient à un autre ordre de causes, ne peuvent avoir qu'une valeur excessivement secondaire, pour ne pas dire davantage. D'autre part, les éléments du problème qu'on s'est proposé de résoudre offrent parfois une telle complication, qu'il est très-difficile de présenter une solution offrant toutes les garanties désirables de certitude.

Le docteur Rilliet (de Genève), dans une lettre adressée à l'Académie de médecine, sur *l'influence de la consanguinité sur les produits du mariage*, expose :

1° Qu'à Genève les mariages entre consanguins sont très-nombreux ;

2° Que les conséquences en sont généralement : l'absence, le retard ou l'imperfection dans la conception. des produits incomplets, des produits sujets à différentes maladies du système nerveux, telles que l'épilepsie, l'idiotie, la paralysie, etc.

Le docteur Bernis, du Kentucky, établit que sur un certain nombre de mariages entre cousins germains, un tiers environ produit des aveugles, des sourds-muets et des idiots ; les deux autres tiers, pour la plupart, ont donné naissance à une progéniture maladive ou ont été stériles.

M. Brière raconte que, près d'Iverdon, deux frères ont épousé les deux sœurs, leurs cousines germaines. Les sept enfants, produits de cette double union, eurent tous les caractères les plus saillants de l'albinisme ; et cependant aucun des ascendants des deux familles n'avait eu d'antécédent fâcheux. Cette affection provenait donc d'une telle alliance, et ce qui corrobore notre affirmation à ce sujet, c'est que le même M. Brière nous apprend qu'un des deux pères, devenu veuf, épousa une femme avec qui il n'avait eu aucun lien de parenté, dont il eut quatre enfants bien portants et chez lesquels n'existait aucune trace d'albinisme.

Le docteur Mitchell, qui exerce en Écosse, le docteur Chipault et nombre d'autres que nous pourrions citer, sont des adversaires déclarés des mariages entre consanguins.

Quelques personnes cependant, voyant les résultats admirables des accouplements consanguins chez les animaux, affirment que la même cause ne saurait amener chez l'homme des effets diamétralement opposés. Il est incontestable que les Anglais ont poussé très-loin dans ces derniers temps l'industrie de l'éleveur, et tout le monde sait combien sont vraiment dignes d'admiration les produits qu'ils ont obtenus par la méthode du *breeding in and in*, c'est-à-dire de la propagation en dedans. Qui ne connaît en effet le cheval anglais, le bœuf Durham et le mouton Dishley ?

Toutefois, en examinant de près la question, on voit que le cheval anglais doit ses qualités à son éducation et ses défauts à son origine consanguine. Quant à ces bœufs et à ces moutons créés par le procédé du *breeding in and in*, ce sont de véritables monstres. Que dire aussi de « ce bœuf à grand corps cylindrique, à la tête petite, au cou mince et court, à extrémités grêles et très-peu élevées, à squelette réduit de moitié dans l'épaisseur des os et qui présente, en outre, des épaules petites, mais un développement proportionnel, très-remarquable, des parties musculeuses qui ont la plus grande valeur commerciale et qui sont les plus appréciées des gourmets, telles que les muscles lombaires, les psoas et les quartiers de derrière [1] ? »

Et ces porcs, chez qui les yeux et les membres disparaissent sous des montagnes de graisse, sont-ils des modèles de perfectionnement physiologique? Nous répondrons hardiment : Non! ce ne sont que des produits améliorés en vue d'un but spécial. Il ne faut pas s'y tromper : le mot *amélioration* a une signification bien différente, suivant qu'il s'applique à l'homme ou aux animaux; chez l'homme, l'amélioration a pour but de fortifier les puissances organiques qui concourent à entretenir la vie et la santé; chez l'animal, au contraire, elle

---

[1] David Low, *Histoire naturelle agricole des animaux domestiques. — Le bœuf.* p. 148.

ne représente que le développement, l'accroissement de certaines parties, de certaines formes par rapport à la destination spéciale qu'on lui assigne. Et d'ailleurs la grande masse de viande obtenue ainsi chez l'animal est-elle réellement aussi bonne et aussi saine que la viande ordinaire? N'est-elle pas acquise aux dépens de la constitution du sujet et de la durée de son existence? La stérilité, ou du moins une fécondité extrêmement restreinte n'est-elle pas toujours le résultat de ce développement anormal? Quel est donc l'homme qui voudrait de cette amélioration?

Quelques personnes prétendent que *ce n'est pas la consanguinité saine, mais la consanguinité morbide, entachée de vices héréditaires, qu'il faut rendre responsable des fâcheux effets que l'on attribue à la parenté.* Nous ne pouvons être de cet avis : sans nul doute, la consanguinité morbide, l'hérédité, les mariages précoces, tardifs ou disproportionnés, les conditions de deux êtres au moment de l'acte générateur, etc., etc., peuvent influer d'une façon très-fâcheuse sur la progéniture, mais il n'en est pas moins hors de contestation que la consanguinité saine arriverait, quoique plus lentement, à produire le dépérissement, l'abâtardissement et l'extinction des races.

Qu'on nous permette de terminer par quelques réflexions que nous ont inspirées différents auteurs. Ils désirent une loi qui proscrive absolument les mariages disproportionnés, les mariages d'individus atteints de maladies ou d'infirmités héréditaires, les alliances consanguines, etc., et osent invoquer la morale à l'appui de leur thèse. Ils conviennent que ce serait porter atteinte à la liberté individuelle, mais cette objection, toute spécieuse, tombe d'elle-même, disent-ils, lorsqu'il s'agit de sacrifier l'intérêt d'un petit nombre d'individus à l'intérêt de la société, de la race entière. Nous ferons remarquer à ces personnes que si le but principal du mariage est la procréation, ce n'est pas le but unique : il est loin d'être immoral de se marier, soit pour réparer une faute, soit par le désir d'associer son existence à un caractère hostile au sien ; ces personnes nous accorderont sans doute, malgré leur théorie, la permission de contracter le mariage *in extremis*, ou à un âge assez avancé pour qu'il n'en résulte aucune progéniture. Mais à quel signe reconnaîtra-t-on que le futur couple est impuissant à la reproduction ? Devra-t-il se soumettre à une visite préalable ? Nous n'osons continuer, car, discuter plus longtemps une pareille théorie, ce serait la prendre au sérieux et lui accorder quelque valeur, quand elle n'est que le comble de l'immoralité. Que l'homme arrive à observer dans le mariage les préceptes d'hygiène et de physiologie, c'est un but désirable, mais non par l'intervention brutale des lois qui, d'ailleurs, seraient toujours facilement éludées. Nous le répétons encore, l'instruction seule, largement répandue, amènera la race humaine au physique et au moral.

FIN

TABLE DES MATIÈRES

Préface de l'éditeur. . . . .
Chap. Ier. — Ce que les futurs époux doivent savoir la
veille de leur mariage   7
— II. — Moyens de se faire aimer   13
— III. — Influence du mariage sur le physique et
sur le moral des époux   19
— IV. — Des rapports conjugaux considérés au
point de vue des époux et des enfants.
Union sexuelle   29
— V. — Hygiène des organes génitaux chez l'homme
et la femme; maladies du système géni-
tal   43
— VI. — Conduite de la femme enceinte   55
— VII. — Des fraudes conjugales.   65
— VIII. — De l'impuissance.   73
— IX. — De la stérilité   85
— X. — Mesures d'hygiène indispensables à prendre
pour combattre chez l'homme les di-
verses affections ou imperfections des
organes génitaux.   87
— XI. — Mesures d'hygiène indispensables à prendre
pour combattre les causes de la stérilité
chez la femme.   91

— XII. — Hermaphrodisme. 9
— XIII. — Affections érotiques.. 9
— XIV. — Age et tempérament. 9
— XV. — L'âge critique chez l'homme et la femme. 10
— XVI. — Des alliances entre consanguins. 11

GUIDE DES GENS MARIÉS

PAR

Le Docteur E. CLÉMENT

de la Faculté de Paris

SOMMAIRE DES CHAPITRES

Ce que les futurs époux doivent savoir la veille de leur mariage.

Moyens de se faire aimer.

Influence du mariage sur le physique et le moral des époux.

Des rapports conjugaux considérés au point de vue des époux et des enfants ; union sexuelle.

Hygiène des organes génitaux chez l'homme et la femme ; maladies du système génital.

Conduite de la femme enceinte.

Des fraudes conjugales.

De l'impuissance.

De la stérilité.

Mesures d'hygiène indispensables à prendre pour combattre chez l'homme les diverses affections ou imperfections des organes génitaux.

Mesures d'hygiène indispensables à prendre pour combattre les causes de la stérilité chez la femme.

Hermaphrodisme.

Affections érotiques.

Age et tempérament.

L'âge critique chez l'homme et la femme.

Des alliances entre consanguins.

1 volume in-18. . . . . 1 fr.

MANUEL DU CAVALIER

OU

L'ÉQUITATION SANS MAITRE

Par P.-H. DESCLÉE

HIPPOLOGIE, HAUTE ÉQUITATION

1 vol. in-18 avec figures . . . . . . 1 fr.

GUIDE COMPLET DE LA DANSE

contenant

LE QUADRILLE, LA POLKA, LA POLKA-MAZURKA
LA REDOWA, LA SHOTTISCH, LA VALSE, LE QUADRILLE DES LANCIERS
TOUTES LES FIGURES DU COTILLON
LA MAZURKA POLONAISE AVEC MUSIQUE

PAR GAWLEKOWSKI

Professeur de danse

1 volume in-18. . . . . 1 fr.

L'ART DE NAGER EN MER ET EN RIVIÈRE

APPRIS SANS MAITRE

PAR A. DUFLO

PROFESSEUR DE NATATION

HYDROTHÉRAPIE, SAUVETAGE, BAINS DE MER
BAINS DE VAPEUR

1 volume in-18 . . . . 50 c.

L'ÉCOLE DE L'ESCRIME

PETIT MANUEL PRATIQUE A L'USAGE DE L'ARMÉE

PAR BLOT

ancien maitre d'armes au régiment

SUIVI

DU CODE DU DUEL

1 volume in-18. . . 1 fr.

LE JARDINIER DES SALONS

OU

L'ART DE CULTIVER LES FLEURS

DANS LES APPARTEMENTS, SUR LES CROISÉES
ET SUR LES BALCONS

PAR ISABEAU

1 volume in-18 avec figures. . . . . 1 fr.

NOUVEAU LANGAGE DES FLEURS

DES DAMES ET DES DEMOISELLES

PAR

Mme LA BARONNE DE FRESNE

ORNÉ DE 48 FIGURES COLORIÉES

1 volume in-18 . . 1 fr.

DE L'USAGE ET DE LA POLITESSE

DANS LE MONDE

PAR

Mme LA BARONNE DE FRESNE

1 volume in-18. . . . . 50 c.

L'ORACLE
DES DAMES ET DES DEMOISELLES

DONNANT 1,520 RÉPONSES INFAILLIBLES
A TOUTES LES QUESTIONS QUI INTÉRESSENT LA FEMME
DANS SES ÉTATS DE JEUNE FILLE, D'ÉPOUSE
ET DE VEUVE

PAR ÉZÉCHIAS

1 volume in-18. . . . . . 50 c.

LE MÉRITE DES FEMMES
POËME
PAR GABRIEL LEGOUVÉ

DEUXIÈME ÉDITION
Accompagnée de Pensées recueillies par JULES ANDRIEU

1 volume in-18. . . . . 50 c.

CHIROMANCIE

ÉTUDES SUR LA MAIN
LE CRANE, LA FACE

PAR

JULES ANDRIEU

1 volume in-18. . . . . 1 fr.

HYGIÈNE DES FUMEURS

PAR

LEMERCIER DE NEUVILLE ET VICTOR COCHINAT

1 volume in-18. . . . . . . 50 c.

LE CANOTAGE EN FRANCE

PAR MM.

Alph. Karr, le comte de Chateauvillard,
Gilbert Viard, Léon Galayes, Lucien Môre, Eugène Young
et Frédéric Lecarou

MEMBRES DE LA SOCIÉTÉ DES RÉGATES PARISIENNES

1 volume in-18. . . . . 1 fr.

LE MÉDECIN DES MÉNAGES

OU

LA SCIENCE DE DONNER DES SOINS INTELLIGENTS
AUX MALADES, AUX BLESSÉS, AUX NOYÉS, AUX ASPHYXIÉS, ETC.,
EN ATTENDANT LE MÉDECIN

PAR

LE Dr AL. VALTIER

Médecin de la Faculté de médecine de Paris

1 volume in-18 . . . . 1 fr.

LA MORT

PAR W. FONVIELLE

1 volume in-18. . . . 50 c.

L'AMOUR EN CHANSONS

CHANTS DE TOUS LES PAYS

PAR JULES ANDRIEU

1 vol. in-18. . . 50 c.

DICTIONNAIRE DE L'AMOUR

A L'USAGE DES GENS DU MONDE

PAR A. VÉMAR

1 volume in-18. . . . 1 fr.

LA GRAMMAIRE DE L'AMOUR

A L'USAGE DES GENS DU MONDE

PAR A. VÉMAR

1 volume in-18. . . . . 50 c.

NOUVEAU CODE DE L'AMOUR

A L'USAGE DES GENS DU MONDE

PAR A. VÉMAR

1 volume in-18. . . . . 50 c.